Diagnostik und Therapie der erektilen Dysfunktion mit vasoaktiven Substanzen

Diagnostik und Therapie der erektilen Dysfunktion mit vasoaktiven Substanzen

Herausgegeben von
U. Wetterauer und C. G. Stief

Mit Beiträgen von
P. Alken, J. E. Altwein, W. Bähren, R. Beckert,
H. Gall, G. Holzki, U. Jonas, K.-P. Jünemann,
U. Koppermann, A. E. J. L. Kramer, F. Kulvelis,
M. Löbelenz, S. C. Müller, D. Potempa, J. Rudnick,
W. Scherb, E. Seidl, H. Sommerkamp, C. Sparwasser,
W. Stackl, J. Staubesand, C. G. Stief, W. Thon,
W. Weidner, U. Wetterauer

Walter de Gruyter
Berlin · New York 1990

Herausgeber
Priv.-Doz. Dr. med. U. Wetterauer
Leitender Oberarzt der Urologischen Abteilung,
Dr. med. C. G. Stief
Urologische Abteilung,
Universitätsklinikum Freiburg, Hugstetter Str. 55, 7800 Freiburg

Dieses Buch enthält 53 Abbildungen mit 41 Tabellen.

CIP-Titelaufnahme der Deutschen Bibliothek

Diagnostik und Therapie der erektilen Dysfunktion mit vasoaktiven Substanzen / hrsg. von U. Wetterauer, C. G. Stief. Mit Beitr. von P. Alken ... – Berlin ; New York : de Gruyter, 1990
ISBN 3-11-012183-2
NE: Wetterauer, Ulrich [Hrsg.]: Alken, Peter [Mitverf.]

Satz: Arthur Collignon GmbH, Berlin. – Druck: Gerike GmbH, Berlin. – Buchbinderische Verarbeitung: Lüderitz & Bauer, Berlin. Umschlagentwurf: Rudolf Hübler, Berlin. Printed in Germany.

Vorwort

Bei der Diagnostik, Therapie und Grundlagenforschung der erektilen Dysfunktion sind in den letzten fünf Jahren richtungsweisende Fortschritte erzielt worden. Während in der Vergangenheit die Psychotherapie von Erektionsstörungen im Vordergrund stand, bestimmen heute zunehmend unsere Kenntnisse von der Physiologie und Pathophysiologie der Erektion die Therapie. Neue diagnostische Methoden und ihre standardisierte Anwendung konnten aufzeigen, daß dem überwiegenden Teil aller Erektionsstörungen ein organisches Korrelat zugrunde liegt.

Meilensteine für die heutige Entwicklung waren die zufällige Entdeckung von Virag, der die Wirkung von intrakavernös appliziertem Papaverin beschrieb, und von Brindley, der systematisch die Wirkung verschiedener vasoaktiver Substanzen untersuchte. Ein weiterer Schritt war die Entwicklung eines chronischen Tiermodells im Labor von Tanagho, mit Hilfe dessen durch Neurostimulation eine Erektion induziert und aufrechterhalten werden konnte und womit hämodynamische und neurophysiologische Aspekte der verschiedenen Phasen einer Erektion im Detail untersucht werden konnten.

In welchem Maße uns die erektile Dysfunktion in Zukunft beschäftigen wird, mag an ihrer Inzidenz abzuschätzen sein. Nach Schätzungen kann man davon ausgehen, daß in der Bundesrepublik Deutschland etwa 3 Millionen Männer an diesem Krankheitsbild leiden, eine Zahl, die jene der koronaren Herzerkrankung weit übersteigt.

In den letzten Jahren sind einige Lehrbücher zur erektilen Impotenz auf den Markt gekommen, die heute als Standardwerke gelten können. Die Entwicklung auf diesem Gebiet geht jedoch so rasch voran, daß eine ständige Aktualisierung erforderlich wird. Unser Buch will sich nicht in die Reihe der Lehrbücher stellen, sondern aktuelle Informationen zu einem Teilaspekt der erektilen Dysfunktion bieten. Hierzu haben wir für diesen Band die vasoaktiven Substanzen ausgesucht, die einerseits das Kernstück der Therapie darstellen und andererseits eine sinnvolle Diagnostik erst ermöglichen.

Unsere Freiburger Arbeitsgruppe hat frühzeitig damit begonnen, die Ultrastruktur des Schwellkörpergewebes bei erektiler Dysfunktion zu untersuchen. Diese ultrastrukturellen Befunde konnten Veränderungen im Schwellkörpergewebe deutlich machen, die mit den sonst zur Verfügung stehenden diagnostischen Verfahren nicht nachzuweisen sind. Diese morphologisch nachweisbaren Veränderungen bilden die Grundlage für das Verständnis der gestörten Erektion und die Basis für die Wirkungsweise von Neurotransmittern bzw. vasoaktiven (muskelrelaxierenden) Substanzen.

Dieser Band soll einen aktuellen Überblick über die derzeit zur Diagnostik und Therapie der erektilen Dysfunktion eingesetzten Pharmaka geben. Ein besonderer Aspekt gilt hierbei den Nebenwirkungen und Risiken einer Schwellkörper-Injektionstherapie. Wir sind uns bewußt, daß der jetzt skizzierte Stand sehr bald überholt sein wird; ständig werden neue Transmitter und Neuropeptide beschrieben, die möglicherweise eine therapeutische Anwendung finden werden. Wir haben deshalb versucht, den bei der 3. Freiburger Fortbildungstagung über erektile Funktionsstörungen erarbeiteten Kenntnisstand rasch weiterzugeben und so dem Leser eine aktuelle Information zu einem Teilaspekt der erektilen Dysfunktion zu ermöglichen.

Freiburg, im Februar 1990 *Ulrich Wetterauer*

Inhalt

Einleitung
H. Sommerkamp 1

Grundlagen und Diagnostik 5

Ultrastrukturelle Befunde bei erektiler Dysfunktion
F. Kulvelis, J. Staubesand 7

Besonderheiten der Innervation des Corpus cavernosum
J. Staubesand, F. Kulvelis 15

Mögliche postganglionäre sympathische und parasympathische Neurotransmitter der Erektion
C. G. Stief 21

Der SKAT-Test in der Diagnostik der erektilen Dysfunktion
W. Bähren, H. Gall, W. Scherb, G. Holzki, C. Sparwasser 29

Doppler-Sonographie der Penisarterien
K.-P. Jünemann 39

Funktionelle Untersuchung der Penisarterien mit gepulster Doppler-Sonographie
S. C. Müller 53

Die Diagnostik des kavernös-venösen Okklusionsmechanismus (Pharmako-Kavernosometrie) und dessen radiologische Darstellung (Pharmako-Kavernosographie)
C. G. Stief, U. Koppermann, U. Wetterauer 61

Intrakavernöse Pharmakotherapie 69

Ein kurzer historischer Abriß über die Entwicklung der vasoaktiven Substanzen in Diagnostik und Therapie der erektilen Dysfunktion
C. G. Stief 71

Schwellkörper-Autoinjektionstherapie mit Papaverin-Monosubstanz – eine mittelfristige Verlaufsbeobachtung
J. Rudnick, W. Weidner 75

Die intrakavernöse Pharmakotherapie mit der Kombination von Papaverin und Phentolamin
U. Wetterauer 81

Prostaglandin E1 zur Therapie der erektilen Dysfunktion
W. Stackl 91

Nebenwirkungen und Risiken 97

Komplikationen der Schwellkörper-Injektionstherapie
U. Wetterauer, C. G. Stief 99

Therapie der prolongierten Erektion
K.-P. Jünemann, D. Potempa, M. Löbelenz, P. Alken 109

Schwellkörperfibrose bei Langzeittherapie
S. C. Müller 119

Akzeptanz und juristische Aspekte 121

Auswirkungen der Schwellkörper-Autoinjektionstherapie (SKAT) auf Psyche und Partnerschaft bei Patienten mit chronischer erektiler Dysfunktion
W. Bähren, W. Scherb, H. Gall, R. Beckert, G. Holzki 123

Injektionspen „ANDROPEN" – Injektionshilfe für die Schwellkörper-Autoinjektionstherapie (SKAT)
W. F. Thon, E. Seidl, A. E. J. L. Kramer, U. Jonas 135

Gutachterliche Aspekte der erektilen Dysfunktion
J. E. Altwein 139

Schlußbemerkungen zur Anwendung vasoaktiver Substanzen in Diagnostik und Therapie der erektilen Dysfunktion
U. Wetterauer 147

Verzeichnis der Abkürzungen 153

Verzeichnis der Autoren 155

Einleitung

H. Sommerkamp

Leonardo da Vinci [3] war der erste, der – noch ganz im medizinischen Zeitalter der Körpersäfte – erkannte, daß die Schwellkörper beim Mann mittels Arterien durch Blut versorgt werden. Mitte des 17. Jahrhunderts beschreibt Rainer de Graaf [2] detailliert die Vaskularisation des Penis sowie den Aufbau der Corpora cavernosa. Neben der deskriptiven Anatomie beschreibt de Graaf in „De virorum organis inserventibus" auch Versuche zur Aufklärung der Physiologie der Reproduktionsorgane. So erwähnt er, daß man mit Perfusion der Arteriae iliacae mittels einer Spritze eine artefizielle Erektion induzieren könne, die, um seinen Wortlaut zu gebrauchen, „derjenigen beim Lebenden in nichts nachstehe". Nachdem hier die Bedeutung des arteriellen Einstroms für das Phänomen Erektion aufgezeigt wurde, beschrieb Kölliker [4] Mitte des 19. Jahrhunderts erstmals die Möglichkeit einer eigenständigen Rolle des kavernösen Gewebes. Anatomisch deskriptive Beobachtungen veranlaßten ihn zu der Hypothese, das kavernöse Gewebe sei zu einer aktiven Ausdehnung fähig. Diese Feststellung ist um so erstaunlicher, als sie zu einem Zeitpunkt getroffen wurde, da sowohl Vorhandensein als auch Funktion der glatten Muskelzellen unbekannt waren. Wenige Jahre später, 1867, veröffentlichte Eckhardt [1] seine bahnbrechenden Untersuchungen zur Neuroanatomie und Physiologie der penilen Erektion beim Hund. Durch Stimulation der parasympathischen Nervi pelvici induzierte er reproduzierbar eine penile Erektion; er beobachtete, daß diese mit einer dramatischen Erhöhung des arteriellen Einstroms sowie einer aktiven Erweiterung des kavernösen Gewebes einhergeht. Was die Drosselung des venösen kavernösen Abstroms angeht, so folgerte er aufgrund von Untersuchungen an Dissektaten, daß Muskeln im Bereich des Ligamentum suspensorium penis die dorsalen Venen passiv komprimieren.

Diese anatomischen Beobachtungen über Hämodynamik und autonome Innervation der Erektion bildeten die Grundlagen für die ersten Behandlungsversuche von Erektionsstörungen zu Beginn des 20. Jahrhunderts. Im Jahre 1902 beschrieb Wooten [7] die Ligatur der dorsalen Penisvene, um die „atonische Impotenz" zu behandeln, wie er die Insuffizienz der Rigidität nannte. Trotz der oben genannten anatomisch-physiologischen Studien zur Erhellung des Erektionsvorganges nahm die Auffassung über die Ätiologie von Erektionsstörungen in der medizinischen Fachwelt eine völlig andere Richtung. Beeinflußt durch Freud und seine Schule wurde bis in die 60er Jahre unseres Jahrhunderts postuliert, daß über 90% aller Erektionsstörungen psychogen verursacht seien. Anfang der 60er Jahre vollzog sich ein Wandel in der Auffassung zur Ätiologie von Erektionsstörungen. Dies war im wesentlichen durch zwei Faktoren bedingt. Zum einen veranlaßten die enorm hohen Mißerfolgsraten in der psychiatrisch bzw. psychologisch ausgelegten Behandlung von Erektionsstörungen kritische Forschergruppen insbesondere aus der Schule von Masters und Johnson über andere mögliche Ursachen nachzudenken. Zum anderen gelang es mittels nächtlicher peniler Tumeszenzmessungen erstmals, Anhaltspunkte für organische Ursachen von Erektionsstörungen zu erhalten. Diese Entwicklung wurde insbesondere in den Vereinigten Staaten wesentlich gefördert durch die Einführung der ersten Penisprothesen, welche erstmals in einem hohen Prozentsatz die erfolgreiche Behandlung der erektilen Dysfunktion versprach.

Innerhalb der letzten fünf Jahre erlebten wir eine regelrechte Revolution in der Diagnostik der erektilen Dysfunktion: Durch die Einführung vasoaktiver Substanzen in die Diagnostik ist es heute möglich, funktionelle und damit physiologische Untersuchungen insbesondere über die kavernöse Hämodynamik durchzuführen. Diese neuen Untersuchungsverfahren, welche wesentlich zu unserem heutigen Verständnis über Physiologie und Pathophysiologie der Erektion beigetragen haben, werden im folgenden näher erläutert. Ich möchte nur insofern vorweggreifen, als daß sich heute die Ansicht über die Ätiologie von Erektionsstörungen grundlegend verändert hat. Konnte man noch Ende der 60er Jahre in urologischen Standardwerken lesen, daß Erektionsstörungen bei über 90% der Patienten psychogen verursacht seien, so ergibt sich heute ein völlig verändertes, wesentlich differenzierteres Bild. In vielfältigen Studien an großen, nicht selektionierten Patientenkollektiven wurde übereinstimmend gefunden, daß bei ungefähr 80% der Patienten organische Ursachen der Erektionsstörung vorliegen. Arterielle, venöse, neurogene und kavernöse Faktoren spielen eine wesentliche Rolle. Heute kann die einseitige Betrachtung von organischer oder psychischer Verursachung nicht mehr aufrechterhalten werden. Da Sexualität eine wesentliche Rolle als partnerschaftliches Kommunikationsmittel spielt, ist eine psychoreaktive Komponente bei vielen organischen Erektionsstörungen anzutreffen. Ebenso finden sich bei vielen Patienten mit primär psychogen verursachten Erektionsstörungen organische Befunde, die zur Aggravation des Symptoms führen.

Die Ergebnisse von großen, nicht selektionierten Patientenkollektiven mit einer permanenten Erektionsstörung von über einem Jahr Dauer zeigen, daß vaskuläre Störungen weit im Vordergrund stehen. Darüber hinaus ist die vaskuläre Diagnostik der erektilen Dysfunktion weitgehend standardisiert.

Die Diagnose arteriell bedingte und mitbedingte Erektionsstörung wird, neben ersten Hinweisen in der Anamnese und der körperlichen Untersuchung, gesichert durch die Doppleruntersuchung der penilen Gefäße, evtl. sogar mittels eines gepulsten Dopplers, sowie durch die Phallo-Pharmakoarteriographie. Je nach Untersucher findet sich in 40 bis 60% aller Patienten mit organischen Erektionsstörungen ein pathologischer arterieller Einstrom. Ein vermehrter kavernöser Abstrom, ein sogenanntes venöses Leck, findet sich je nach Untersuchergruppe in 25 bis 40% der Patienten mit organischer Genese. Ursachen der arteriogenen Impotenz sind entweder kongenitale Gefäßaplasien oder Dysplasien oder erworbene Schädigungen wie generalisierte Arteriosklerose oder posttraumatische Gefäßstenosen bzw. Gefäßabbrüche. Die Nosologie venös bedingter Erektionsstörungen ist wesentlich komplexer und noch nicht ingesamt geklärt. Gesichert sind hier die kavernöse Myopathie, Störungen des Neurotransmitterpools des Schwellkörpergewebes sowie eine mangelnde Abscherung der Venae perforantes innerhalb der Tunica albuginea als Ursache eines vermehrten kavernösen Ausstroms.

Auf neurogen bedingte Erektionsstörungen möchte ich nur kurz eingehen. Zum einen ist die autonome Innervation des Schwellkörpers äußerst komplex und noch nicht völlig entschlüsselt, zum anderen sind aufgrund der fehlenden diagnostischen Möglichkeiten der Überprüfung der autonomen Innervation keine verläßlichen Angaben bezüglich der Inzidenz von neurogen bedingten Erektionsstörungen möglich. Ich möchte jedoch erwähnen, daß gerade auf diesem Gebiet an unserer Klinik seit kurzem wesentliche Fortschritte erzielt werden konnten. Seit einigen Monaten ist es uns möglich, das Elektromyogramm der glatten kavernösen Muskelzellen abzuleiten; wir hoffen, in absehbarer Zukunft anhand dieses kavernösen EMGs Aussagen über den Zustand der glatten kavernösen Muskulatur sowie deren autonome Innervation machen zu können.

Zusammenfassend läßt sich feststellen, daß bei eingehender multidisziplinärer Abklärung von Patienten mit persistierenden Erektionsstörungen bei 50 bis 80% der Patienten organische Ursachen oder Mitursachen der erektilen Dysfunktion eruiert werden können. An einem Krankengut von 1250 konsekutiven, multidisziplinär untersuchten Patienten mit erektiler Dysfunktion konnte Virag auch die Bedeutung von Risikofaktoren für Erektionsstörungen herausarbeiten. Hier sind insbesondere chronischer Nikotinabusus, Hypertonie, Diabetes mellitus sowie die Hypercholesterinämie herauszustreichen.

Bezüglich der Inzidenz von Erektionsstörungen in der Normalpopulation stützen wir uns heute immer noch auf die 1948 von Kinsey und Mitarbeitern [5] durchgeführte, weltweit beachtete und bekannte Studie. Die Autoren beobachteten ein stetiges Ansteigen der Inzidenz der erektilen Dysfunktion mit dem Lebensalter: Fand sich bei den weniger als 25-jährigen lediglich eine

Inzidenz von 0,4%, so wurden Erektionsstörungen bei den über 65-jährigen schon bei jedem vierten beobachtet. In einer neueren Studie von Virag [6] aus dem Jahr 1982 an über 2200 nicht selektionierten Patienten zeigte sich sogar eine noch höhere Inzidenz von Erektionsstörungen.

Um Ihnen die Bedeutung von Erektionsstörungen in der Gesamtbevölkerung zu verdeutlichen, möchte ich betonen, daß die Inzidenz der erektilen Dysfunktion nahezu doppelt so hoch veranschlagt wird wie die der koronaren Herzkrankheit. Nach Schätzungen der letzten Jahre leiden in der Bundesrepublik Deutschland mindestens 3 Millionen Männer im zeugungsfähigen Alter an therapiebedürftigen Erektionsstörungen.

Literatur

[1] Eckhardt, C.: Untersuchungen über die Erektion des Hundes. Beitr. Anat. Physiol. *3* (1863) 123–166.

[2] Graaf, R.: De virorum organis inserventibus. Genf, Leiden 1668.

[3] da Vinci, L.: Sammlung d. Brit. Nationalmuseums.

[4] Kölliker, A.: Das anatomische und physiologische Verhalten der cavernösen Körper der Sexualorgaane. Verh. phys.-med. Ges. Würzburg, *2* (1852) 118–133.

[5] Kinsey, A., W. Pomeroy, C. Martin: Sexual Behaviour in the Human Male. W. B. Saunders, Philadelphia 1948.

[6] Virag, R.: Intracavernous Injection of Papaverine for Erectile Failure. Letter to the Editor. Lancet *2* (1982) 938.

[7] Wooten, J. S.: Ligation of the Dorsal Vein of the Penis as a Cure for Atonic Impotence. Texas med. J. *18* (1902) 325.

Grundlagen und Diagnostik

Ultrastrukturelle Befunde bei erektiler Dysfunktion

F. Kulvelis, J. Staubesand

Die in den letzten Jahren zunehmend verbesserte klinische Diagnostik der erektilen Dysfunktion (ED) hat aufgezeigt, daß sich bei mehr als der Hälfte der Patienten mit ED organpathologische Befunden erheben ließen. Neben der umfangreichen älteren Literatur liegen derzeit eine große Anzahl histologischer, aber nur wenige ultrastrukturelle Untersuchungen [1, 2, 14] vor. Wir hielten es deshalb für lohnend, die Ultrastruktur des Corpus cavernosum

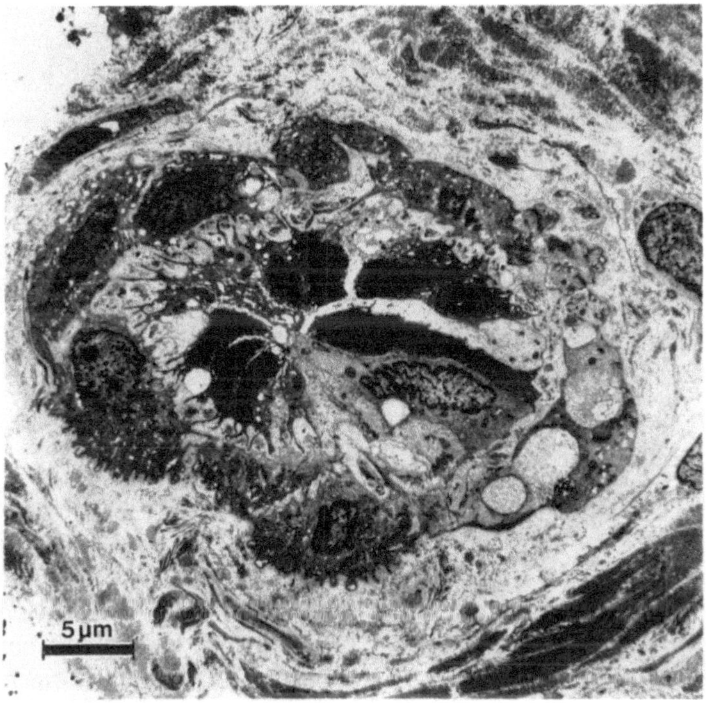

Abb. 1 N., G., 19 J., Corp. cav. penis. Pat. mit ED, klin. Diagnose: venöses Leck. Kollabiertes intrakavernöses Gefäß, Lumen in dieser Vergrößerung zentral kaum erkennbar, kleinere Vakuolen in den Endothelzellen, rechts drei größere Vakuolen innerhalb einer Muskelzelle. Vergrößerung primär 1400fach, Endvergrößerung siehe Maßstab.

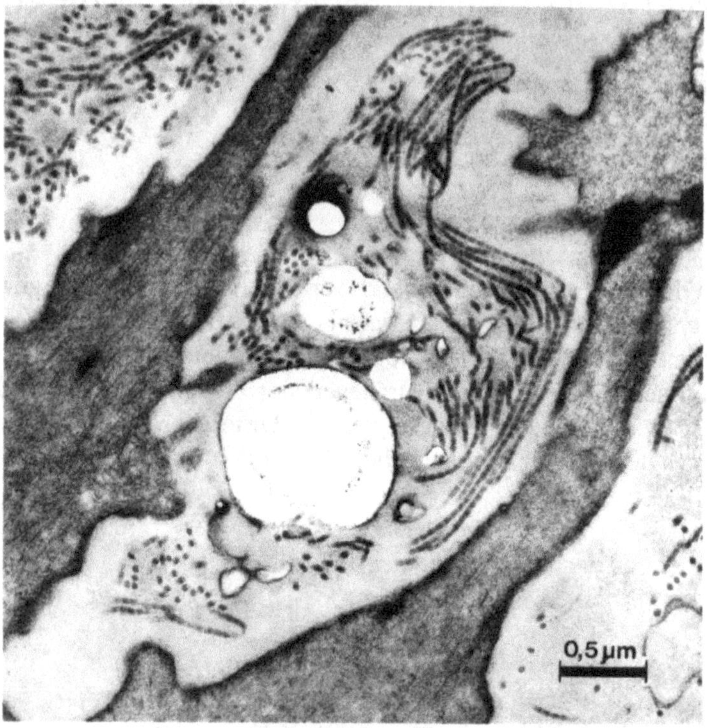

Abb. 2 B., J., 65 J., Pat. mit ED, klin. Diagnose: venöses Leck.
Ausschnitt des Trabekelgewebes, schräg verlaufend zwei unauffällige glatte Muskelzellen, zentral als helle Aussparungen erkennbar mehrere Kalzium-Mikrosphäriten; Kollagen-Fibrillen in lockerer Anordnung. Vergrößerung primär 13 100fach, Endvergrößerung siehe Maßstab.

penis (CCP) von Patienten mit und ohne ED zu vergleichen, in der Hoffnung, ein pathomorphologisches Substrat erarbeiten zu können.

Das Untersuchungsmaterial bekamen wir von Herrn PD Dr. Wetterauer aus der Urologischen Universitäts-Klinik Freiburg; es wurden von 32 Patienten jeweils wenige mm breite und tiefe OP-Biopsien entnommen und unmittelbar immersionsfixiert. Als Kontrolle diente uns das bioptisch gewonnene Material von Patienten (n = 6) mit normaler Erektion, aber beträchtlicher Penis-Deviation, die durch das Nesbit-Verfahren korrigiert wurde. Folgende Diagnosen – zum Teil mehrere gleichzeitig – wurden bei den Patienten mit ED (n = 26) präoperativ gestellt: venöses Leck, Arteriosklerose, Diabetes mellitus, IPP, primäre ED und Fibrose.

Da der Tunica albuginea eine nicht unwesentliche Bedeutung für Erektion und Rigidität des CCP zukommt [2, 4, 17], haben wir den kollagenen Fibrillen

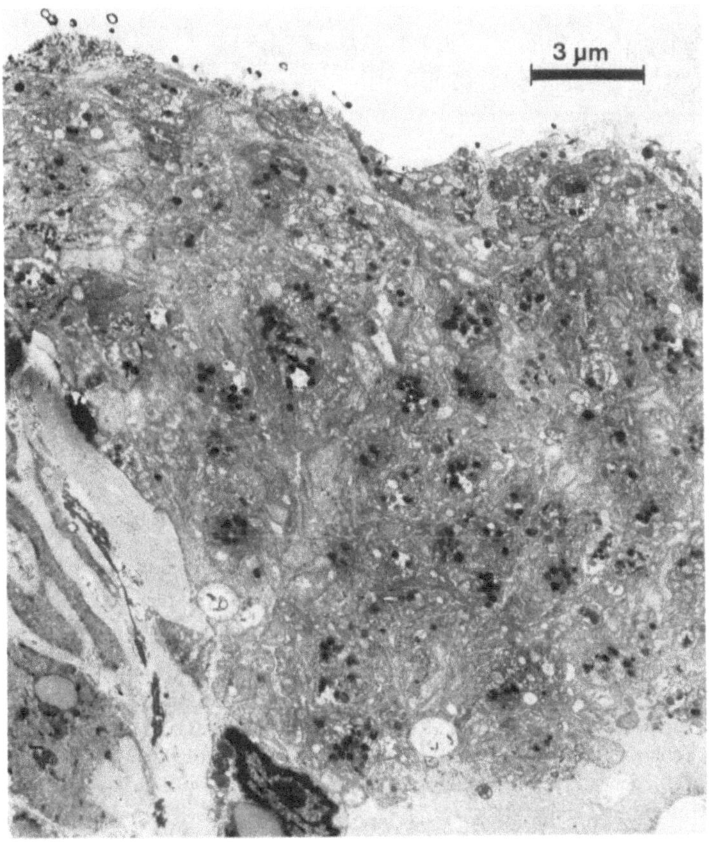

Abb. 3 H., U., 44 J., CCP, Pat. mit primärer ED und venösem Leck.
Ausschnitt einer Kaverne, kein Endothel sichtbar, Aggregat von Plättchen z. T. im Stadium der viskösen Metamorphose, kein Fibrin; links unten einige veränderte glatte Muskelzellen. Vergrößerung primär 2900fach, Endvergrößerung siehe Maßstab.

dieses Bereiches besondere Aufmerksamkeit geschenkt. In früheren Untersuchungen zur Ultrastruktur der kollagenen Fibrillen bei verschiedenen Erkrankungen des Bindegewebes und der Blutgefäße haben wir immer wieder Veränderungen im Sinne der „intra- und interfibrillären Kollagendysplasie" feststellen können [15]. Wider Erwarten zeigten jedoch die kollagenen Fibrillen der Tunica albuginea bei ED weder Störungen ihrer Textur noch ihres Feinbaus. Auch im Krankheitsfall waren ihre scherengitterförmige Anordnung und ihre Ultrastruktur unverändert erhalten.

Demgegenüber sind die Gefäße innerhalb des CCP bei der Patientengruppe auffällig verändert. In Abhängigkeit von der Grunderkrankung und ihrem Schweregrad sind z. B. im Endothel vermehrt vakuolisierte Zellen und unter

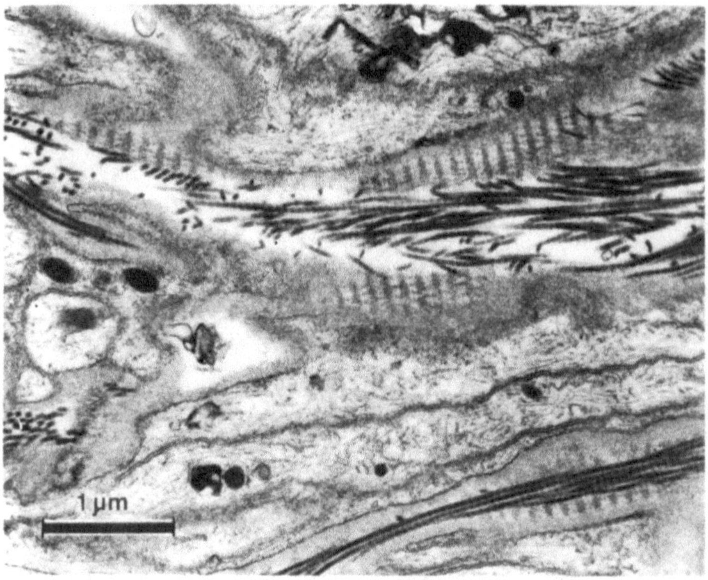

Abb. 4 L., A., 59 J., CCP, Pat. mit ED, klin. Diagnose: venöses Leck.
Teilansicht von intrakavernösem Nervengewebe, vorwiegend längs verlaufende Axone mit Schwannschen Zellen, dazwischen ebenfalls meist längsgetroffene Kollagen-Fibrillen. In unmittelbarer Nähe der hier deutlich verdickten Basalmembran der Schwannschen Zellen vier Streifen „long-spacing collagen", Periodizität im Vergleich zum normalen Kollagen ungefähr doppelt so groß, ca. 125 nm. Vergrößerung primär 13 100fach, Endvergrößerung siehe Maßstab.

den Media-Myozyten osmiophile Schrumpfnekrosen neben anderen Zeichen der Degeneration zu beobachten. In Einzelfällen ist – zumal in kleineren Gefäßen – kein Lumen mehr auszumachen, die Media besteht fast vollständig aus erheblich geschädigten Myozyten. Geringfügige pathologische Veränderungen finden sich auch schon bei den jungen Patienten (Abb. 1). Die Befunde an den Gefäßen untermauern die klinische Diagnostik und verdeutlichen das schlechte Ansprechen der präoperativen SKAT-Therapie in den Fällen mit langjährigem Diabetes mellitus bzw. schwerer Arteriosklerose. Kalzium-Mikrosphäriten im Interstitium der Trabekel (Abb. 2), in Basalmembranen des Endothels und vereinzelt auch in der Tunica albuginea sind bei 7 Patienten aufgefallen, davon bei 4 Patienten ohne klinisch bereits manifeste Arterienerkrankung.

Innerhalb der Kavernen des Schwellkörpergewebes und vereinzelt auch im subalbugineal gelegenen Venenplexus zeigen sich nicht selten Thrombozytenansammlungen, z. T. bereits im Stadium der viskösen Metamorphose (Abb. 3).

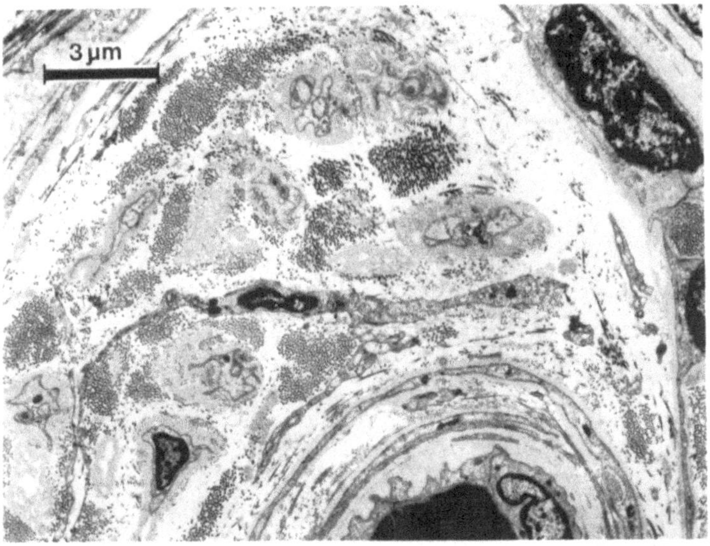

Abb. 5 W., E., 46 J., CCP, Pat. mit ED, klin. Diagnosen: venöses Leck und Diabetes mellitus. Teilansicht eines intrakavernösen quergetroffenen Nerven, links oben und rechtsrandig Perineurium, unten ein innerhalb des Nerven gelegenes Gefäß angeschnitten. Bizarr begrenzte Schwannsche Zellen mit auffallend verdickter Basalmembran und wenig Axonen. Kollagen innerhalb dieses vegetativen Nerven vermehrt. Vergrößerung primär 2900fach, Endvergrößerung siehe Maßstab.

Normalerweise wird bei der Blutgerinnungskaskade Fibrin ausgefällt [18], das wir aber nur bei 2 der 8 Patienten mit Plättchenthromben gesehen haben. Dieser morphologische Befund könnte ein Hinweis darauf sein, daß im CCP eine erhöhte fibrinolytische Aktivität [13] besteht, die freilich bislang noch nicht nachgewiesen ist. Der biologische Sinn einer „endogenen Fibrinolyse“ im CCP liegt angesichts des minimalen Blutflusses während der Erektion nahe.

Neurogene Ursachen der ED werden in ungefähr 10% aller Fälle angenommen; wir haben Anhaltspunkte dafür, daß dieser Prozentsatz – zumindest im Sinne einer Mitbeteiligung – wesentlich höher zu veranschlagen ist. Im Bereich der intrakavernösen Nerven sehen wir bei jedem zweiten Patienten (Kontrollen: 1/6) paraneuritisch (Abb. 4), eng benachbart der Basalmembran der Schwannschen Zellen, das pathologische „long-spacing collagen“ [3, 9]. Wir halten es für möglich, daß den Erektionsstörungen, häufiger als in der Literatur angegeben, auch eine – eventuell eigenständige – nervale Stoffwechselstörung zugrundeliegt, die mit dem pathomorphologischen Substrat „long-spacing collagen“ einhergeht.

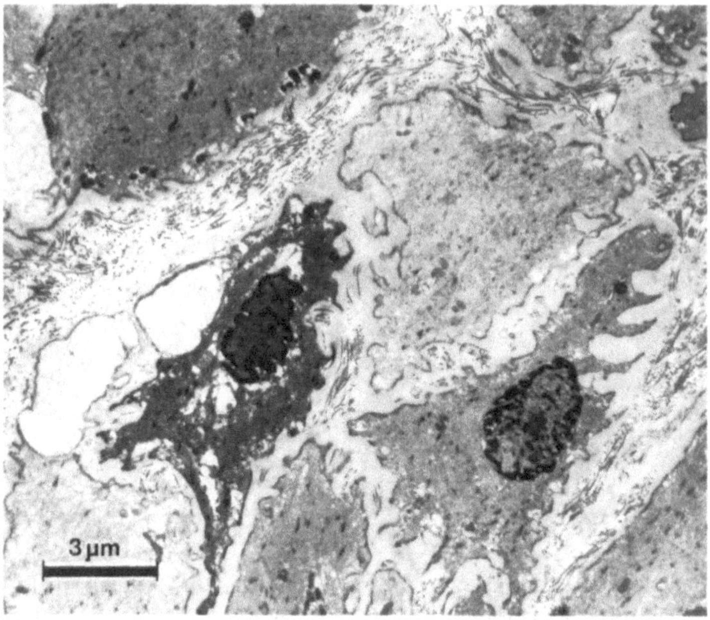

Abb. 6 B., J., 25 J., CCP, Pat. mit ED, klin. Diagnose: venöses Leck. Bündel glatter Muskulatur, in der rechten Bildhälfte nahezu unauffällig. Mitte und oben links zwei Myozyten im Zustand einer mehr oder weniger fortgeschrittenen osmiophilen Schrumpfnekrose und „ghost bodies". Vergrößerung primär 3700fach, Endvergrößerung siehe Maßstab.

Als weitere Befunde an den intrakavernösen Nerven sehen wir pathologische Veränderungen des Perineuriums, der Schwannschen Zellen und eine Vermehrung des Kollagens innerhalb der peripheren Nerven im Vergleich zu den Kontrollen sowie geschädigte Axone (Abb. 5). Sollten sich diese neuropathologischen Befunde bestätigen, so wäre dies eine Erklärung für den gestörten Erektionsmechanismus [5, 6, 7, 8, 10]. Auch zukünftige pharmakotherapeutische Überlegungen müßten diese Zusammenhänge berücksichtigen.

Als in physiologischer Hinsicht gleichfalls von großer Bedeutung für die Erektion hat sich die glatte Muskulatur des CCP erwiesen [11, 12]. Sehr zahlreich, bei mehr als 3/4 der Patienten, finden sich degenerative Merkmale im Bereich der Muskelzellen (Abb. 6) und die Aufhebung ihrer bündeligen Anordnung im CCP. Die Regelmäßigkeit dieses Befundes läßt auf eine deutliche Funktionseinbuße schließen.

Literatur

[1] Benson, G. S., J. McConnell, L. I. Lipshultz et al.: Neuromorphology and Neuropharmacology of the Human Penis. J.Clin. Invest. *65* (1980) 506–513.

[2] Bossart, M. I., H. J. Spjut, F. B. Scott: Ultrastructural Analysis of Human Penile Corpus Cavernosum. Urology *15* (1980) 448–456.

[3] Bruns, R. R.: Beaded Filaments and Long-spacing Fibrils: Relation to the Type VI Collagen. J. Ultrastr. Res. *89* (1984) 136–145.

[4] Gelbard, M.: The Disposition and Function of Elastic and Collagenous Fibers in the Tunic of the Corpus Cavernosum. J. Urol. *128*, (1982) 850–851.

[5] Goldstein, A. M. B., J. P. Meehan, R. Zakhary et al.: New Observations on Microarchitecture of Corpora Cavernosa in Man and Possible Relationship to the Mechanism of Erection. Urology *20*, (1982) 259–266.

[6] Goldstein, A. M. B., J. W. Morrow, J. P. Meehan et al.: Special Microanatomical Features Surrounding the Intracorpora Cavernosa Nerves and their Probable Function During Erection. J. Urol. *132*, (1984) 44–46.

[7] Jeremy, J. Y., D. P. Mikhailidis, P. Dandona: Muscarinic Stimulation of Prostacyclin Synthesis by the Rat Penis. Eur. J. Pharmacol. *123*, (1986) 67–71.

[8] Lue, T. F., T. Takamura, R. A. Schmidt et al.: Hemodynamics of Erection in the Monkey. J. Urol. *130*, (1983) 1237.

[9] Luse, S. A.: Electron microscopic studies of brain tumors. Neurology *10*, (1960) 881–905.

[10] Ottesen, B., G. Wagner, R. Virag, J. Fahrenkrug: Penile Erection: Possible Role for VIP as a Neurotransmitter. Br. Med. J. *288*, (1984) 9.

[11] Saenz de Tejada, I., I. Goldstein, R. Blanco: Smooth Muscle of the Corpora Cavernosa: Role in Penile Erection. Surg. Forum *36*, (1985) 623.

[12] Saenz de Tejada, I., I. Goldstein, K. Azadzoi et al.: Impaired Neurogenic and Endothelium-mediated Relaxation of Penile Smooth Muscle from Diabetic Men with Impotence. New Engl. J. Med. *320*, (1989) 1025–1030.

[13] Speiser, W.: Das antithrombotische Potential des Gefäßendothels. Hämostaseologie *7*, (1987) 63–72.

[14] Spycher, M. A., D. Hauri: The Ultrastructure of the Erectile Tissue in Priapism. J. Urol. *135*, (1986) 142–147.

[15] Staubesand, J., N. Fischer: The Ultrastructural Characteristics of Abnormal Collagen Fibrils in Various Organs. Connect. Tissue Res. *7*, (1980) 213–217.

[16] Staubesand, J., F. Kulvelis, U. Wetterauer: Das Corpus cavernosum penis bei Patienten mit Erektionsstörungen – eine ultrastrukturelle Studie. 83. Vers. Anat. Ges., Zürich 1988 (im Druck).

[17] Tudoriu, T., H. Bourmer: The Hemodynamics of Erection at the Level of the Penis and its Local Deterioration. J. Urol. *129*, (1983) 741–745.

[18] Weisel, J. W.: The Electron Microscope Band Pattern of Human Fibrin: Various Stains, Lateral Order, and Carbohydrate Localization. J. Ultrastr. Mol. Res. *96*, (1986) 176–188

Besonderheiten der Innervation des Corpus cavernosum

J. Staubesand, F. Kulvelis

Die erst vor wenigen Jahren erstmalige und heute alltägliche Anwendung der intrakavernösen Pharmakotherapie der erektilen Dysfunktion hat intensive physiologische und pharmakologische Untersuchungen nach sich gezogen [1,

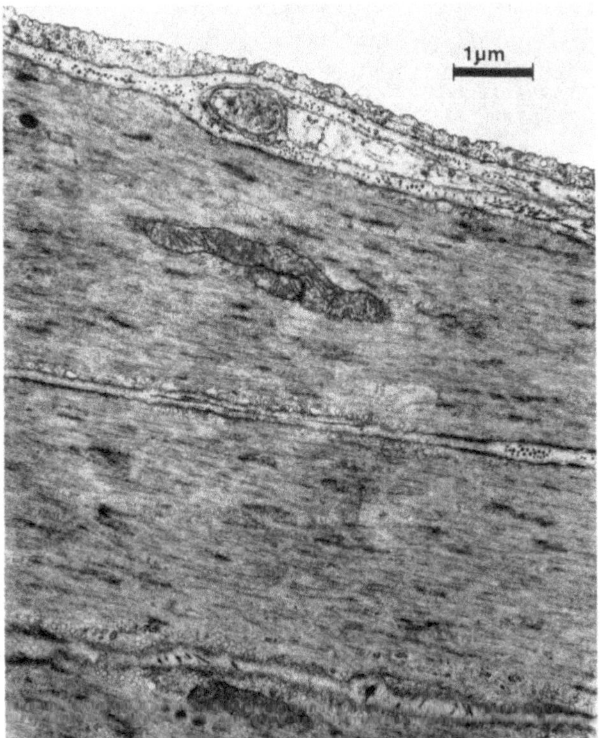

Abb. 1 Ratte, SIV 50, 3 Mon., Corp. cav. penis; Perfusions-Fixierung. Am oberen Bildrand Lumen einer Kaverne, anschließend der typische flache Endothelzellsaum, subendothelial ein kleine agranuläre Vesikel enthaltendes Axon (vermutlich cholinerg) mit umhüllender Schwannscher Zelle, darunter drei parallel verlaufende, längsgetroffene glatte Muskelzellen. Vergrößerung primär 7100fach; Endvergrößerung siehe Maßstab.

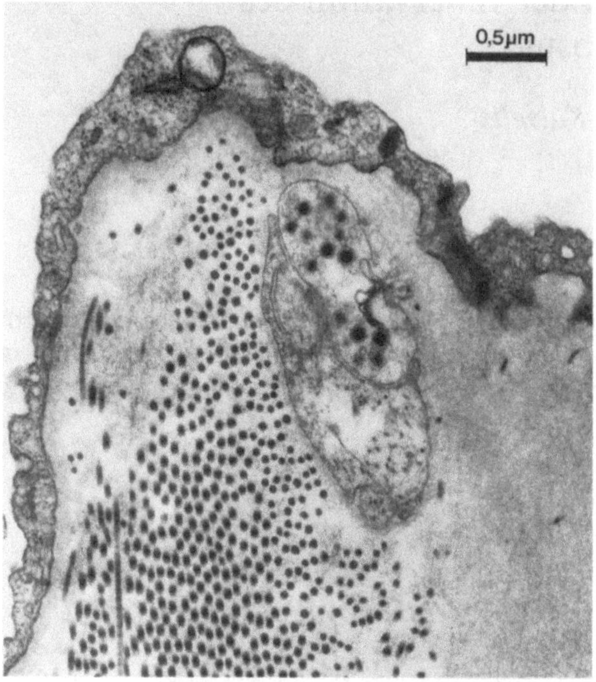

Abb. 2 Pat. G. F., 23 J., CCP, Immersions-Fixierung.
Links und oben Kaverne mit Endothel, subendotheliales ausgefaltetes Axon mit kleinen agranulären und großen granulären Vesikeln; Schwannsche Glia nur links und unten sichtbar, auf der linken Seite zwischen Endothel und Axon quergetroffene Kollagen-Fibrillen. Vergrößerung primär 13 100fach, Endvergrößerung siehe Maßstab.

3, 10]. Die Resultate weisen darauf hin, daß ein äußerst kompliziertes interneurales und neuromuskuläres Zusammenspiel notwendig ist, um die Erektion zu bewirken. Im folgenden Beitrag möchten wir zwei zusätzliche Besonderheiten der Innervation des CCP zur Diskussion stellen.

Anläßlich der soeben berichteten, ursprünglich pathomorphologisch motivierten Untersuchung des OP-bioptischen Materials von Herrn PD Dr. Wetterauer fiel uns folgendes auf: In engster Nachbarschaft zum Endothel sowohl der Kavernen als auch der Gefäße des Schwellkörpers befinden sich – mitunter gleich reihenweise – Axone. Normalerweise reichen die vegetativen Axone von der Gefäß-Adventitia nur bis an die äußere Media-Grenze heran, von einzelnen Ausnahmen [5, 11, 13] abgesehen. Die neuro-endothelialen Kontakte, zuerst bei dem menschlichen Untersuchungsmaterial beobachtet, konnten wir durch Nachuntersuchungen anderer Spezies – Ratte (Abb. 1), Kaninchen und Affe – bestätigen. Die sich bis auf etwa 100 nm

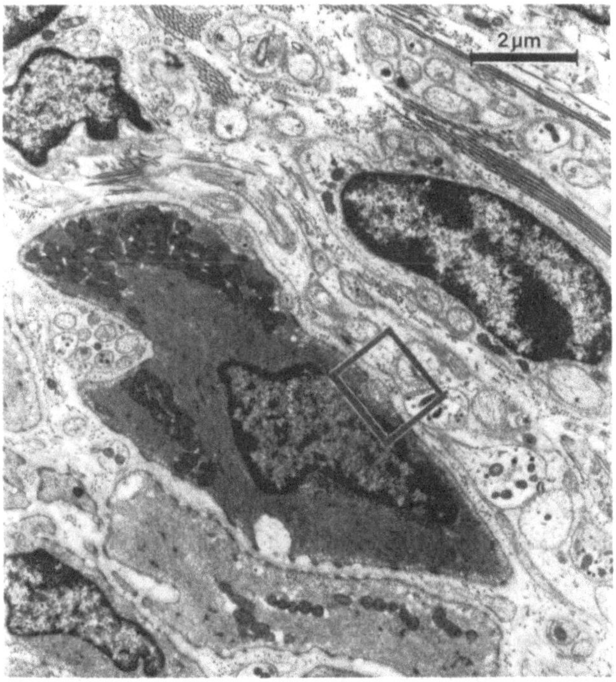

Abb. 3 Affe, Cercopithecus aethiops, 4 J., CCP, Immersions-Fixierung.
Zentral eine mitochondrienreiche, auffallend osmiophile glatte Muskelzelle. Rechts oberhalb eine Schwannsche Zelle mit Kern und 8 Axonen. Von fast allen Seiten eine sehr ungewöhnliche Umlagerung des Myozyten mit Nervengewebe, rechtsrandig drei besonders dicht heranreichende, vollständig ausgefaltete Axone. Bereich der Ausschnittsvergrößerung in Abb. 4 markiert. Vergrößerung primär 4800fach, Endvergrößerung siehe Maßstab.

nähernden Abstände der ausgefalteten Axon-Terminals zu den Endothelzellen (Abb. 2) könnten einerseits auf direktem Wege das Endothel und den EDRF beeinflussen [6, 10, 12, 14], andererseits wäre auch eine Mittlerfunktion von der Endothelzelle zur glatten Muskelzelle und/oder direkt zum Myozyten denkbar. Einige morphologische Kriterien dieser Axone und ihr manchmal plexus-artiges Auftreten könnten auch Afferenzen darstellen. In der Mehrzahl finden sich cholinerge, daneben aber auch adrenerge und peptiderge Vesikel [7] in den Terminals. Eindeutige Nachweise der Überträgerstoffe [1, 9, 10] können allerdings nur immunhistochemisch erbracht werden.

Die zweite Abweichung von den gewohnten Verhältnissen betrifft die Innervation der glatten Muskulatur des CCP. Als Abstand des Neuroeffektors zur glatten Muskelzelle gilt in der Regel der Bereich von einigen 100 nm bis zu 2 µm, beträchtlich mehr als der synaptische Spaltraum in den motorischen

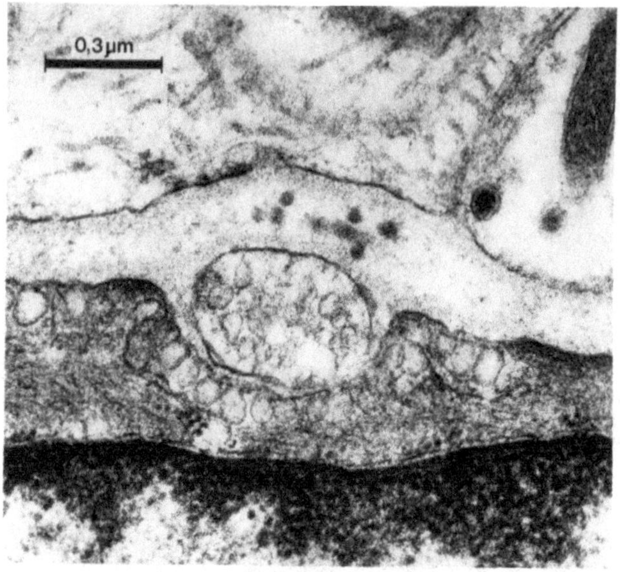

Abb. 4 Ausschnitt-Vergrößerung aus Abb. 3.
Sehr enger synapsenähnlicher neuro-myozytärer Kontaktbereich zentral, Einsenkung des wahrscheinlich cholinergen (kleine agranuläre Vesikel) Axons in die Muskelzelle. Vergrößerung primär 24000fach, Endvergrößerung siehe Maßstab.

Endplatten der quergestreiften Muskulatur. Bereits beschriebene Ausnahmen mit an echte Synapsen erinnernde Abstände – zwischen 40 und 100 nm – bilden z. B. die Irismuskulatur [4], die glatte Muskulatur des Ductus deferens, der Harnblase und einzelner Blutgefäße [8]. Die meisten dieser deutlich unter 100 nm messenden Abstände fanden wir beim Affen (Abb. 3 und 4). Im menschlichen Gewebe (Abb. 5) lassen sich nicht so viele neuro-myozytäre Kontakte nachweisen. Dieser Häufigkeitsunterschied muß jedoch nicht zwangsläufig speziesbedingt sein; das uns zur Verfügung stehende menschliche Untersuchungsgut stammt aus verständlichen Gründen aus eher peripheren Bereichen des CCP, während das tierische Material auch den zentralen Abschnitt des CCP umfaßte.

Obwohl wir davon ausgehen, daß die überwiegende Innervationsart der glatten Muskulatur des CCP gewohnte, also relativ weite und damit langsame Wege nimmt, haben wir doch Grund zu der Annahme [3], daß diesen „schnelleren" Myozyten eine wesentliche Bedeutung als „Schrittmacherzellen" in der Initialphase der Erektion zukommt. Als außergewöhnlich betrachten wir gerade das Zusammentreffen der von uns beobachteten neuro-endothelialen und neuro-myozytären Kontakte.

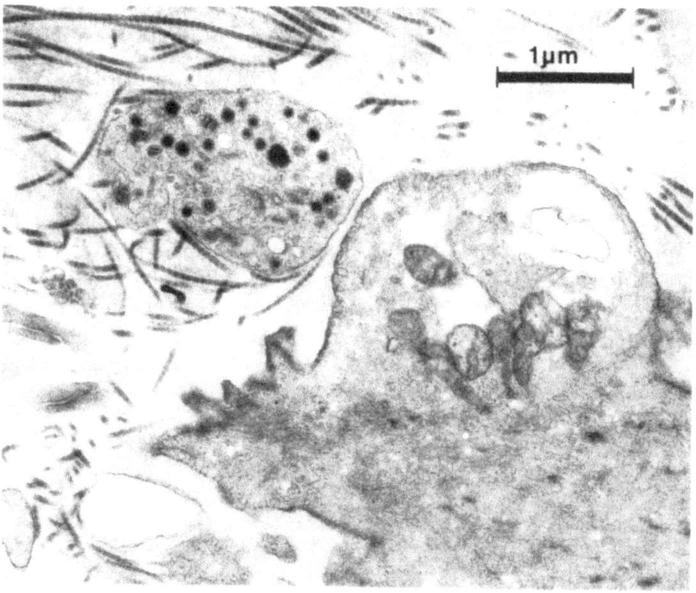

Abb. 5 Pat. N. G., 19 J., CCP, Immersions-Fixierung.
Unten/rechts ein Myozyt, an den von links oben ein vollständig ausgefaltetes Axon heranreicht, Abstand 65 nm. Wie in Abb. 2 unterschiedliche Vesikelarten, wahrscheinlich cholinerg und adrenerg. Vergrößerung primär 9500fach, Endvergrößerung siehe Maßstab.

Literatur

[1] Adaikan, P. G., S. M. M. Karim, S. R. Kottegoda, S. S. Ratnam: Cholinoreceptors in the Corpus Cavernosum Muscle of the Human Penis. J. Auton. Pharmacol. *3* (1983) 107–111.

[2] Colquhoun, D., D. C. Ogden, A. Mathie: Nicotinic Acetylcholine Receptor of Nerve and Muscle: Functional Aspects. TIPS *8* (1987) 465–472.

[3] Dail, W. G., L. McGuffee, N. Minorsky, S. Little: Responses of Smooth Muscle Strips from Penile Erectile Tissue to Drugs and Transmural Nerve Stimulation. J. Auton. Pharmacol. *7* (1987) 287–293.

[4] Dietrich, H. J., G. Fischer, U. Hiller: The Smooth Muscle of the Iris of the Gray Parrot. Z. mikrosk.-anat. Forsch. *102* (1988) 239–250.

[5] Flöel, H., J. Staubesand: Neuroendotheliale Kontakte in der Wand großer Venen bei Ratte und Katze; elektronenmikroskopische Befunde. VASA *7* (1978) 114–118.

[6] Furchgott, R. F., J. V. Zawadzki: The obligatory role of endothelial cells in the relaxation of arterial smooth muscle by acetylcholine. Nature *288* (1980) 373–376.

[7] Geiger, S. R.: The Cardiovascular System, Vascular Smooth Muscle. In: Handbook of Physiology 571, 1980.

[8] Luff, S. E., E. M. McLachlan: Frequency of Neuromuscular Junctions on Arteries of Different Dimensions in the Rabbit, Guinea Pig and Rat. Blood Vessels *26* (1989) 95–106.
[9] Rand, M. J., M. W. McCulloch, D. F. Story: Catecholamine Receptors on Nerve Terminals. In: L. Szekeres (Ed.): Handbook Exp. Pharmacol. 54/I, Springer, Berlin, Heidelberg, New York, 1980.
[10] Saenz de Tejada, I., R. Blanco, I. Goldstein et al.: Cholinergic neurotransmission in human corpus cavernosum. Responses of isolated tissue. Amer. J. Physiol. *254* (1988) H 459–467.
[11] Staubesand, J.: Intimale Axone und Transmittersegmente in der Mündungsstrecke der V. saphena magna. VASA *6* (1977) 208–210.
[12] Sütsch, G., M. Saeed, R. J. Bing: Uncertain Role of Endothelium-Derived Relaxing Factor in Mesenteric Arterioles of Cats and Rabbits. Artery *15* (1988) 176–191.
[13] Van der Zypen, E.: Über die Ausbreitung des vegetativen Nervensystems in den Vorhöfen des Herzens. Acta anat. *88* (1974) 363–384.
[14] Vane, J. R., R. J. Gryglewski, R. M. Botting: The endothelial cell as a metabolic and endocrine organ. TIPS *8* (1987) 491–496.

Mögliche postganglionäre sympathische und parasympathische Neurotransmitter der Erektion

C. G. Stief

Einleitung

Grundlage der urologischen Neurophysiologie waren die epochalen Studien des Anatomen Eckhardt, der 1863 veröffentlichte, daß die galvanische Stimulation parasympathischer Nerven des kleinen Beckens beim Hund eine Erektion induziert [9]. Diese Ergebnisse wurden an verschiedenen Spezies vielfach reproduziert und gelten heute als urologisches Allgemeinwissen. Nach der klassischen Theorie der autonomen Neurotransmission wurde lange Zeit angenommen, daß Noradrenalin der postsynaptische sympathische und Acetylcholin der postsynaptische parasympathische Neurotransmitter sei [15]. Anrep und Cybulsky berichteten jedoch schon 1884, daß die penile Erektion nicht durch Atropin zu unterdrücken sei [2]. Demgegenüber veröffentlichte Nikolsky 1879, daß eine durch Neurostimulation induzierte Erektion durch Atropin blockbar sei [17].

In vivo-Studien der letzten Jahre zeigten, daß die penile Erektion durch Atropin nicht unterdrückbar ist [25]. In vitro-Untersuchungen über den Effekt von Acetylcholin an der glatten kavernösen Muskelzelle erbrachten widersprüchliche Ergebnisse: Von keinem Effekt [16] über unstetige Effekte [1] sowie sowohl Kontraktion [13] als auch Relaxation [7] wurden alle möglichen Reaktionsweisen beobachtet.

Im folgenden sollen einige funktionelle, tierexperimentelle Untersuchungen vorgestellt werden, in denen versucht wurde, die postganglionären sympathischen und parasympathischen Neurotransmitter zu beleuchten. Die hier gewonnenen Ergebnisse sind sicher wie die oben aufgeführten Studien unvollständig. Dennoch vermitteln sie aber einen Einblick in die Komplexität der neuromuskulären Erregungsübertragung; möglicherweise eröffnen sie neue therapeutische Möglichkeiten in der Behandlung der erektilen Dysfunktion oder der Komplikation der jetzigen Behandlungsformen, wie z. B. der prolongierten Erektion.

Ausgewählte Ergebnisse tierexperimenteller Untersuchungen

Postganglionäre parasympathische Neurotransmitter

Wie oben bereits erwähnt, kann seit den Studien von Eckhardt Mitte des 19. Jahrhunderts angenommen werden, daß der Parasympathikus eine wesentliche Rolle bei der Erektionsinduktion spielt. Auf zellulärer Ebene ist penile Tumeszenz bzw. Rigidität mit einer Relaxation der glatten kavernösen Muskelzellen gleichzusetzen [14]. Funktionelle Studien an Affen und Hunden haben gezeigt, daß die intrakavernöse Injektion von Acetylcholin dosisabhängig von einer Erektionsantwort gefolgt ist [22]. Die intrakavernöse Injektion von Acetylcholin führt zu einer deutlichen Erhöhung des kavernösen Einstroms sowie zu einer ausgeprägten Tumeszenz- und Rigiditätszunahme. Eine Differenzierung des Acetylcholin-Effektes zeigte beim Affen, daß die Erektionsantwort nach Acetylcholin sowohl auf nikotinerge (praeganglionär) als auch auf muscarinerge (postganglionär) Wirkungen des Acetylcholins zurückzuführen ist; auch nach Gabe eines Ganglionblockers zeigte sich, daß die intrakavernöse Injektion von Acetylcholin von einer Erektionsantwort gefolgt ist.

Im Anschluß daran wurde untersucht, in welchem Maße Acetylcholin an der penilen Erektion beteiligt zu sein scheint. Deswegen wurden vor und nach intrakavernöser Atropin-Gabe Erektionen durch Neurostimulationen indu-

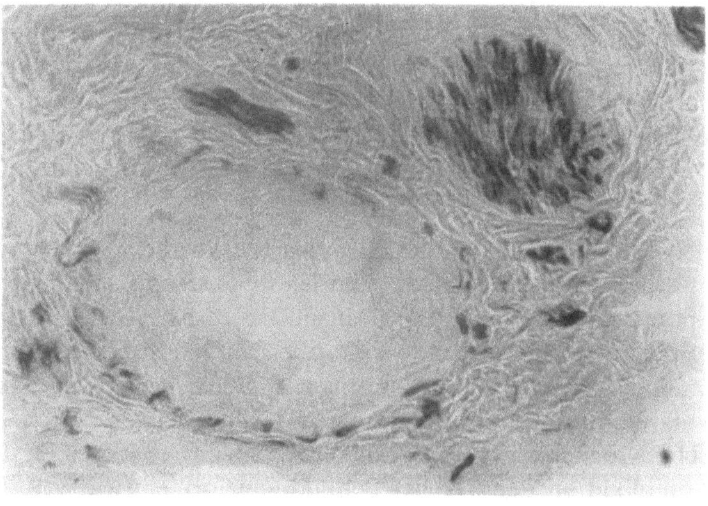

Abb. 1 In der histologischen Acetylcholinesterase-Anfärbung zeigen sich Acetylcholinesterase-positive Nervenstrukturen sowohl um die Arteria cavernosa als auch innerhalb der sie begleitenden Nerven (Vergrößerung × 400).

ziert. Hierbei zeigte sich, daß die muscarinerge Blockade lediglich zu einer geringen, aber signifikanten Verringerung der Erektionsantwort führte. In der Acetylcholin-Esterase-Färbung des kavernösen Gewebes fanden sich Acetylcholin-Esterase-positive Befunde um die Arteria cavernosa, innerhalb der Nerven, die die Arteria cavernosa begleiten sowie innerhalb der glatten kavernösen Muskelzellen (Abb. 1 + 2). Diese histologischen Befunde können als Bestätigung der oben aufgeführten funktionellen Ergebnisse gewertet werden. Neueste in vitro-Ergebnisse an präkontraktierten Streifen kavernösen Gewebes belegten weiterhin eine Rolle für Acetylcholin an der penilen Erektion. Insgesamt ist aufgrund der oben genannten Untersuchungen zu folgern, daß Acetylcholin bei der penilen Erektion eine Rolle zukommt, daß es jedoch höchstwahrscheinlich nicht der alleinige postganglionär-parasympathische Neurotransmitter ist.

Das Vorhandensein VIP-positiver Nervenstrukturen innerhalb des kavernösen Gewebes ist seit längerem bekannt [10, 11, 18]. Fernerhin wurde berichtet, daß die intrakavernöse Injektion von VIP beim Menschen zu kurz andauernden Tumeszenzen führt [24]. Diese funktionellen Ergebnisse ließen mehrere Forschergruppen zu der Annahme gelangen, daß VIP eine Rolle als Neurotransmitter bei der penilen Erektion spielen könnte. Neueste Studien scheinen jedoch zu belegen, daß VIP alleine in vitro nicht zur Relaxation der glatten kavernösen Muskulatur fähig ist [19]. Jakahashi und Mitarbeiter legten kürz-

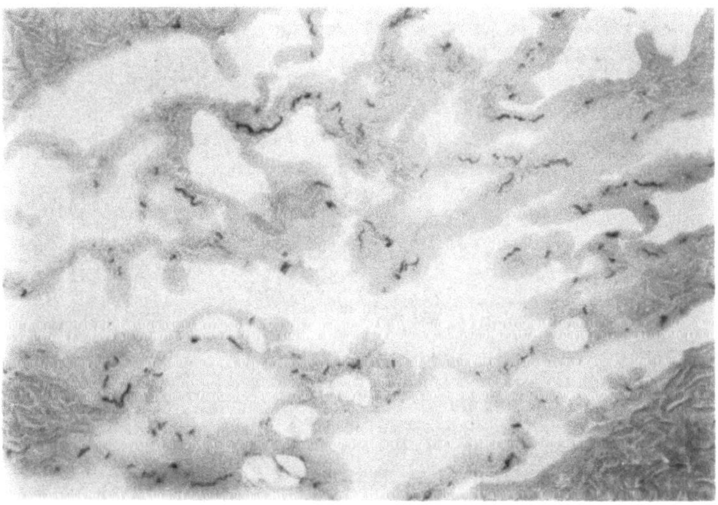

Abb. 2 Ebenso zeigten sich Acetylcholinesterase-positive Nervenstrukturen innerhalb der glatten kavernösen Muskelzellen (Vergrößerung × 100).

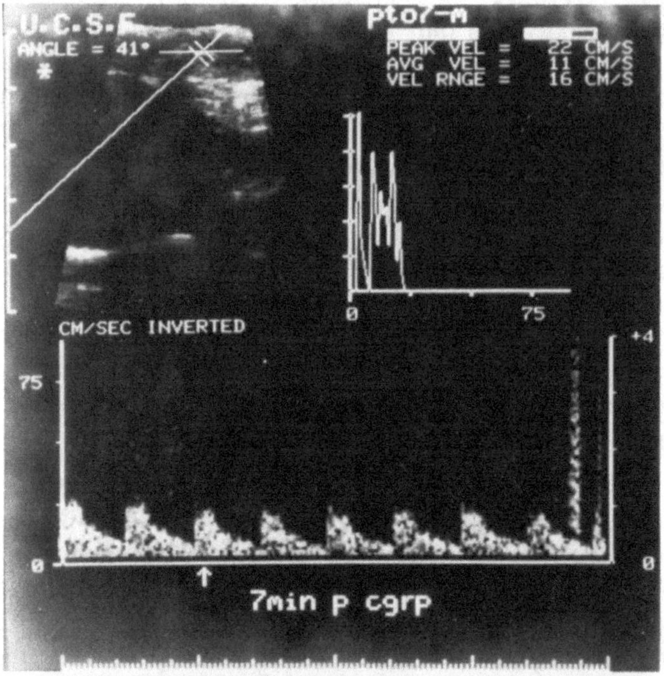

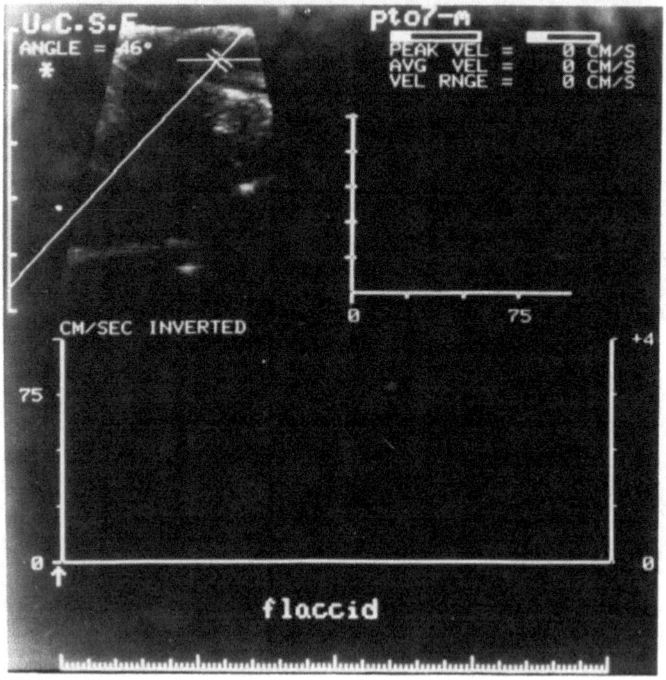

Abb. 3 und 4 Die intrakavernöse Injektion von CGRP beim Affen induzierte eine lang anhaltende Inflowsteigerung über die Arteriae cavernosae. Dies wird aus den beiden hier gezeigten Duplex-Untersuchungen deutlich.

lich eine Studie vor, deren Ergebnisse VIP eine Rolle als Cotransmitter für Acetylcholin zubestimmt; die Ergebnisse dieser Arbeitsgruppe zeigen, daß die cholinerge Erektionsantwort durch die zusätzliche Gabe von VIP signifikant verstärkt wurde.

Rosenfeld und Mitarbeiter beschrieben 1983, daß die RNA, welche die Messenger-RNA für Kalzitonin in den Nebenschilddrüsen kodiert, im Nervengewebe eine andere Messenger-RNA kodiert [21]. Diese mRNA kodiert Calcitonin-Gene-Related-Peptide (CGRP), ein Peptid aus 37 Aminosäuren. Dieser Neurotransmitter wurde in großen Mengen im zentralen [20] sowie im peripheren Nervensystem [5] nachgewiesen. Da CGRP auch im Urogenitaltrakt nachgewiesen wurde [26], lag eine mögliche Beteiligung dieses Peptids in der Regulation des Tonus der glatten kavernösen Muskelzellen nahe. Die intrakavernöse Injektion von CGRP führte sowohl beim Affen als auch beim Hund sowohl zu einer deutlichen Steigerung des penilen Inflows (Abb. 3 + 4) als auch zu einer penilen Tumeszenz [23]. Dieser lang andauernde Effekt wurde durch vorherige muscarinerge Blockade nicht beeinträchtigt.

Immunhistologisch fanden sich CGRP-haltige Nerven innerhalb der Wandungen der Arteriae cavernosae, innerhalb der Nerven, die die Arteria cavernosa begleiten und innerhalb der glatten kavernösen Muskelzellen (Abb. 5). Synapsenähnliche Immunfluoreszenz fand sich innerhalb der glatten kaver-

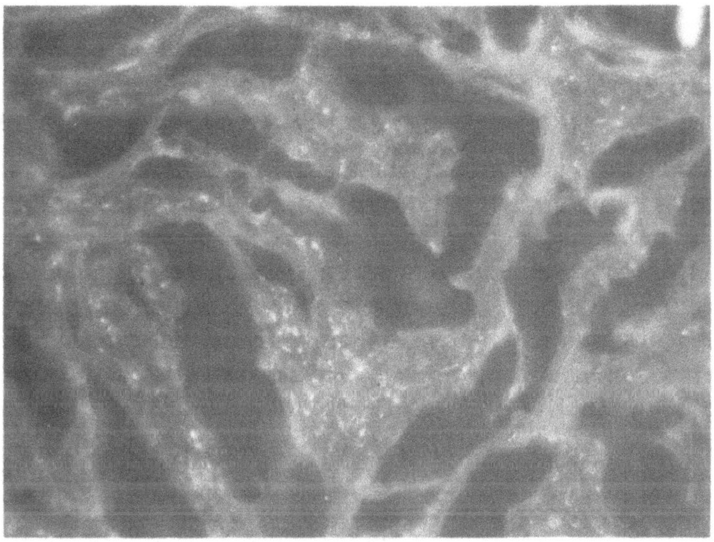

Abb. 5 CGRP-immunreaktive Nervenstrukturen fanden sich sowohl um die Arteria cavernosa und innerhalb der sie begleitenden Nerven als auch innerhalb der glatten kavernösen Muskelzellen (Affe, Vergrößerung × 400).

nösen Muskulatur. Diese funktionellen Ergebnisse stützen die Annahme, daß CGRP ein möglicher Neurotransmitter der Relaxation der glatten kavernösen Muskulatur ist. Sorgfältige Indikationsstellung und Selektion der Patienten vorausgesetzt, mag die intrakavernöse Injektion von CGRP in der Behandlung von Erektionsstörungen aussichtsreich erscheinen.

Postganglionäre sympathische Neurotransmission

Schon Klinge und Sjöstrand zeigten 1974 in vivo, daß sowohl Adrenalin als auch Noradrenalin eine ausgeprägte Kontraktion der glatten kavernösen Muskelzellen induziert [12]. Bénard und Mitarbeiter untersuchten in jüngster Zeit eine mögliche organische Komponente der psychogenen Impotenz [3]. Hierzu infundierten sie Hunden Adrenalin in winzigen Dosen, die noch keinen signifikanten Effekt auf die Kreislaufparameter Blutdruck und Puls ausübten. Dennoch konnten sie feststellen, daß selbst diese winzigen Dosen von Adrenalin fähig waren, die durch die Neurostimulation induzierte penile Erektion vollständig zu unterdrücken.

Wie oben erwähnt, ist schon seit längerem bekannt, daß die parasympathischen Steuerungszentren des Erektionsmechanismus im Sakralmark liegen. Erst in den vergangenen Jahren wurde die Rolle des sympathischen Lumbalmarks in bezug auf die Erektion näher untersucht. Carati [6] und Diederichs [8] konnten zeigen, daß die Stimulation der sympathischen Grenzstränge in Höhe von L 5 eine neurostimulationsinduzierte Erektion bzw. eine pharmakologisch induzierte Erektion unterbricht und eine Detumeszenz sofort einleitet. Diese Stimulation des lumbalen sympathischen Grenzstrangs geht mit signifikant erhöhten Noradrenalinwerten im kavernösen Gewebe einher [8].

Sollte Adrenalin der alleinige postsynaptisch-sympathische Neurotransmitter der penilen Erektion sein, so müßte die Wirkung der sympathischen Stimulation durch die intrakavernöse Gabe eines Alpha-Rezeptorenblockers vollständig unterdrückbar sein. Es konnte jedoch gezeigt werden, daß selbst nach intrakavernöser Gabe hoher Dosen von Alpha-Rezeptorenblockern immer noch eine Kontraktion der glatten kavernösen Muskulatur nach Stimulation des Sympathikus eintrat, obgleich diese Kontraktion wesentlich vermindert war. Diese Beobachtungen führten Bénard und Mitarbeiter [4] zu der Annahme, daß noch andere Neurotransmitter in der postsynaptisch-sympathischen Erregungsübertragung eine Rolle spielen müßten. Anhand von funktionellen und immunhistologischen Studien konnten sie nachweisen, daß Neuropeptid Y als Neutrotransmitter oder Cotransmitter bei der sympathisch-postganglionären Erregungsübertragung eine Rolle spielen könnte. So war nach intrakavernöser Injektion von Neuropeptid Y dosisabhängig über einen längeren Zeitraum (durchschnittlich 26 Minuten) die Erektionsantwort auf

Neurostimulation signifikant reduziert bzw. aufgehoben. Der Wirkungsort von Neuropeptid Y scheint insbesondere an der Relaxation der glatten kavernösen Muskelzellen, und nicht an dem kavernösen Einstrom zu liegen.

Zusammenfassend bleibt festzustellen, daß bei der postganglionären Neurotransmission an der Arteria cavernosa und dem kavernösen Gewebe sowohl sympathisch als auch parasympathisch verschiedene Neurotransmitter beteiligt scheinen. Nach dem heutigen Wissensstand scheint in der sympathischen Neurotransmission insbesondere Noradrenalin und Neuropeptid Y, in der parasympathischen insbesondere Acetylcholin und CGRP eine Rolle zuzukommen.

Literatur

[1] Adaikan, P. G., S. M. M. Karim, S. R. Kottegoda, S. S. Ratnam: Cholinoreceptors in the corpus cavernosum muscle of the human penis. J. Autonom. Pharmacol. *3* (1983) 107.

[2] Anrep, B., N. Cybulsky: Zur Physiologie der gefäßerweiternden und gefäßverengenden Nerven. St. Petersb. med. Wschr. *20* (1884) 215–221.

[3] Bénard, F., C. G. Stief, W. Diedrichs et al.: The effect of epinephrine on erection. J. Urol. *141* (1989) 439 A.

[4] Bénard, F., C. G. Stief, R. Bosch et al.: Neuropeptide Y: In vivo study of its effect on erection. J. Urol. *141* (1989) 185 A.

[5] Brain, S. D., T. J. Williams, J. R. Tippins et al.: Calcitonin-gene-related peptide is a potent vasodilator. Nature *313* (1985) 54.

[6] Carati, C. J., K. E. Creed, E. J. Keogh: Autonomic control of penile erection in the dog. J. Physiol. Lond. *384* (1987) 525–538.

[7] Carati, C. J., R. G. Goldie, A. Warton et al.: Pharmacology of the erectile tissue of the canine penis. Pharm. Res. Commun. *17* (1985) 951.

[8] Diederichs, W., C. G. Stief, T. F. Lue, E. A. Tanagho: The significance of norepinephrine during penile detumescence. J. Urol. *141* (1989) 185 A.

[9] Eckhardt, C.: Untersuchungen über die Erektion des Hundes. Beitr. Anat. Physiol. *3* (1863) 123.

[10] Gu, J., J. M. Polak, L. Probert et al.: Peptidergic innervation of the human mal genital tract. J. Urol. *130* (1983) 386.

[11] Jünemann, K.-P., T. F. Lue, J.-A. Luo et al.: The role of vasoactive intestinal polypeptide as a neurotransmitter in canine penile erection: A combined in vivo and immunohistochemical study. J. Urol. *138* (1987) 871.

[12] Klinge, E., N. O. Sjöstrand: Contraction and relaxation of the retractor penis muscle and the penile artery of the bull. Acta Physiol. Scand., Supp. (1974) 420.

[13] Klinge, E., N. O. Sjöstrand: Comparative study of some isolated mammalian smooth muscle effectors of penile erection. Acta Physiol. Scand. *100* (1977) 354.

[14] Lue, T. F.: The mechanism of penile erection in the monkey. Semin. Urol. *1* (1986) 217.

[15] Mayer, S. E.: Neurohumoral transmission and the autonomic nervous system. In: A. Goodman, L. S. Gilman (Eds.): The Pharmacological Basis of Therapeutics, pp. 56–90. New York: 7th ed. Macmillan, London chapt. 4, 1985.

[16] McConnell, J., G. S. Benson, J. Wood: Autonomic innervation of the mammalian penis: A histochemical and physiological study. J. Neutral. Transm. *45* (1979) 227.
[17] Nikolsky, W.: Ein Beitrag zur Physiologie der Nervi Erigentes. Arch. Anat. Physiol., 209–221, (1879).
[18] Polak, J. M., J. Gu, S. Mina, S. R. Bloom: VIPergic nerves in the penis. Lancet *2* (1981) 217.
[19] Raifer, J., A. Freedman, D. Coy, S. C. Sikka: Vip does not have a direct effect on human cavernosal smooth muscle. J. Androl. *10* (1989) 132.
[20] Rosenfeld, M. G., S. G. Amara, R. M. Evans: Alternative RNA processing: Determining neuronal phenotype. Science *225* (1984) 1315.
[21] Rosenfeld, M. G., J.-J. Mermod, S. G. Amara et al.: Production of a novel neuropeptide encoded by the calcitonin gene via tissue specific RNA processing. Nature *304* (1983) 129.
[22] Stief, C. G., F. Bénard, R. Bosch, et al.: Acetylcholine as a possible neurotransmitter in penile erection in monkeys. Proc. Third World Meeting on Impotence Research, p. 40, Boston 1988.
[23] Stief, C. G., F. Bénard, R. Bosch et al.: A possible role for CGRP in the regulation of the smooth muscle tone of the bladder and penis. J. Urol., in print.
[24] Wagner, G., persönliche Mitteilung.
[25] Wagner, G., G. S. Brindley: The effect of atropine and alpha and beta blockers on human penile erection: A controlled pilot study. In: A. W. Zorgniotti, G. Rossi (Eds.): Vasculogenic Impotence, p. 77. Charles C. Thomas, Springfield, 1978.
[26] Wimalawansa, S. J., P. C. Emson, I. MacIntyre: Regional distribuation of calcitonin-gene-related peptide and its specific binding sites in rats with particular reference of the nervous system. Neuroendocrinol. *46* (1987) 131.

Der SKAT-Test in der Diagnostik der erektilen Dysfunktion

W. Bähren, H. Gall, W. Scherb, G. Holzki, C. Sparwasser

Einleitung

Die im Verlauf der letzten 10 Jahre gewonnenen Erkenntnisse über Mechanismus, Hämodynamik, Pharmakologie und Neuromediation der penilen Erektion, verbunden mit der Einführung intrakavernös applizierter vasoaktiver Substanzen, haben unser Verständnis von der erektilen Dysfunktion revolutioniert und neue diagnostische und therapeutische Ansätze eröffnet. Dabei wurden die zunächst im wesentlichen empirisch gesammelten Daten über die Wirkung von glatt muskelrelaxierenden Substanzen und Alpha-Rezeptorenblockern sowie ihrer Inhibtoren anhand tierexperimenteller Untersuchungen, klinischer Studien und experimenteller pharmakologischer sowie elektronenmikroskopischer Untersuchungen bestätigt. In einzigartiger Weise gingen dabei unter enger weltweiter Kooperation die Forschungsbemühungen Hand in Hand mit der klinischen Anwendung. In kurzer Zeit wurde auf diese Weise das gesamte Feld mit anatomischen und physiologischen sowie pathophysiologischen Aspekten, diagnostischen Methoden und therapeutischen Verfahren soweit erhellt, daß wir heute in der Lage sind, den meisten Patienten mit chronischer erektiler Dysfunktion zu helfen.

Pharmakologische Grundlagen

Neuropharmakologisch gehen wir heute im Grund davon aus [1], daß durch

1. die Rücknahme eines alpha-adrenorezeptormediierten sympathischen Tonus der Schwellkörpermuskulatur und Gefäße,
2. die lokale Freisetzung von vasoaktivem intestinalem Polypeptid (VIP) und Prostaglandinen (PG),
3. die Aktivierung von Non-Adrenergic, Non-Cholinergic Neurotransmittern (NANC) und durch die direkte Relaxation von peniler Muskulatur durch endogene Substanzen (Endothelium-Derived-Relaxing-Factor, EDRF)

die Wechsel in der penilen Hämodynamik bewirkt werden.

Tabelle 1 In Vivo-Studien über Vasoaktive Substanzen

Autor	Erektionsfördernd	Erektionshemmend
Domer et al. 1978	Phenoxybenzamin, Terbutalin, Salbutamol, Nitroprussid, Phentolamin	Propranolol
Willis et al. 1981	Vasoactives Intestinales Polypeptid (VIP)	
Virag 1982	Papaverin	
Brindley 1983	Phentolamin, Phenoxybenzamin	Metaraminol
Zorgniotti und Lefleur 1985	Papaverin plus Phentolamin	
Virag et al. 1985	Theophyllin, Papaverin, Prostaglandin E1	
Goldstein et al. 1985	Papaverin plus Phentolamin	
Sidi et al. 1986		Phenylephrin, Adrenalin, Dopamin
Lue et al. 1986	Papaverin, Nitroglycerin	Ephedrin, Norephedrin, Epinephrin
Brindley 1986	Thymoxamin, Imipramin, Verapamil, Papaverin, Naftidrofuryl, Phenoyxybenzamin, Phentolamin	Metaraminol, Guanethidin
Bähren et al. 1986	Papaverin plus Phentolamin, ATP/ADP	

Aus der großen Zahl gefäßwirksamer Medikamente mit lokaler Wirkung auf das Erektionsgeschehen (Tab. 1) haben sich nach anfänglich eher unsystematisch und zum Teil im Selbstversuch angelegten Studien 2 Substanzen profiliert, deren ausgesprochen erektionsinduzierende Wirkung bei intrakavernöser Anwendung auch tierexperimentell auf Wirksamkeit und Verträglichkeit überprüft wurden [2, 4, 5].

Papaverin besitzt eine vom autonomen Nervensystem unabhängige, erschlaffende Wirkung auf die glatte Muskulatur [6]. Der spasmolytische Effekt basiert auf einer Hemmung der Phosphodiesterase mit konsekutiv ansteigendem intrazellulärem cAMP. Das Ausmaß der Myotonolyse ist abhängig von der muskulären Vorspannung, es ist besonders ausgeprägt bei spastisch kontrahierter Muskulatur. Papaverin hebt die Autoregulation des Myotonus nicht auf [7]. Die durch Papaverin induzierbaren hämodynamischen Veränderungen sind identisch mit denen nach direkter neurogener Stimulation: Relaxation der kavernösen Sinus, Steigerung des arteriellen Einstroms und Konstriktion bzw. Kompression der Venen.

Phentolamin blockert kompetitiv Alpha-1-, Alpha-2- und 5-OH-Tryptamin-Rezeptoren. Die Alpha-1-Blockade ist dabei mäßig ausgeprägt [7]. Die beschriebenen beiden Wirkmechanismen (myotrop beim Papaverin, vergleichbar dem Zustand nach Reizung der parasympathischen Nn. erigentes und sympatholytisch beim Phentolamin, das primär gefäßquerschnittsteuernde sympathische System beeinflussend) wirken in der Kombination beider Substanzen synergistisch. Dies erklärt im Ansatz, warum die Kombination von Papaverin und Phentolamin zu einer ausgeprägten Reduktion der für die Erektion notwendigen Menge beider Substanzen bei Einzelanwendung führt. Die in der Diagnostik und Therapie der erektilen Dysfunktion angewandte Höchstdosis der Kombination beider Substanzen beträgt für Papaverin 45 mg und für Phentolamin 1,5 mg (Tab. 2). Auch unter Berücksichtigung der möglichen systemischen Nebenwirkungen ist eine Senkung der benötigten Papaverinmenge durch die Anwendung der Kombination um den Faktor 3 bis 4 möglich. Als dritte, vor allem therapeutisch genutzte Substanz ist in den letzten beiden Jahren das Prostaglandin E1 in die Therapie der erektilen Dysfunktion eingeführt worden. Prostaglandin E1 soll die adrenerge Aktivität im penilen Schwellkörpergewebe [1] unterdrücken.

Tabelle 2 Pharmakotestung – angewandte Substanzen und Dosierung

Papaverin	8–150 mg
Papaverin 15 mg/ml + Phentolamin 0,5 mg/ml	0,25–3 ml
Prostaglandin E1	5–20 µg

Ziel der funktionellen SKAT-Testung

Wenn man sich die vaskulären Ausgußpräparate von Lue betrachtet, erkennt man, daß das penile Organ fast ausschließlich aus gefäßartigen Strukturen aufgebaut ist. Wir wissen heute, daß etwa 2/3 der Erektionsstörungen vaskulär bedingt sind. Es ist daher naheliegend, diagnostisch und therapeutisch medikamentös an den Regulationssystemen dieser Strukturen anzusetzen. Die intrakavernöse Injektion vasoaktiver Substanzen stellt in standardisierter, dosisabhängiger Form eine funktionelle Untersuchung der penilen Hämodynamik dar. Rückschlüsse auf die Parameter – arterieller Einstrom, kavernöse Compliance und venöse Drosselung – sind dabei aus den leicht prüfbaren Daten von Erektionsdauer, Erektionsqualität und Zeit bis zum Eintritt der Erektion möglich.

Das Ziel einer umfassenden diagnostischen Abklärung ist nicht mehr alleine die Differenzierung zwischen sogenannter psychogener und organischer

Erektionsstörung. Für das Schicksal des Patienten ist es notwendig, eine spezifische Ätiologie im Hinblick auf psychische, neurologische, hormonelle, arterielle, kavernöse, venöse und Endorganprobleme oder eine Kombination dieser Aspekte zu definieren. Aufgabe einer funktionellen Testung der penilen Hämodynamik ist es zu unterscheiden, ob die Störung auf einer

- failure to initiate,
- failure to fill oder
- failure to store

beruht (Tab. 3).

Tabelle 3 Organische erektile Dysfunktion – Klassifikation

Failure to Initiate	–	nicht vaskuläre e. D.
Failure to Fill	–	arteriell-vaskuläre e. D.
Failure to Store	–	venös/kavernöse e. D.

Methodik und Durchführung der SKAT-Testung

Die SKAT-Testung sollte integraler Bestandteil einer multidisziplinären Abklärung der erektilen Dysfunktion sein. Von der SKAT-Testung werden Patienten mit schwerer koronarer Herzkrankheit, Herzrhythmusstörungen, Leberinsuffizienz, Niereninsuffizienz und Herzinsuffizient, manifester Suchterkrankung, AVK III und IV, Störungen der kognitiven und geistigen Entwicklung sowie Geschlechtskrankheiten ausgeschlossen. Aufklärung über Sinn, Technik und Nebenwirkungen sowie schriftliches Einverständnis sind obligat. Die angewandte SKAT-Lösung setzt sich zusammen aus 15 mg/ml Papaverin-Hydrochlorid und 0,5 mg/ml Phentolamin-Mesylat. Als Beurteilungskriterien der Wirksamkeit werden die Zeit bis zum Eintritt der erektilen Antwort, die Dauer der Erektion und die Qualität der erektilen Antwort registriert. Die maximale Antwort wurde in 6 Stufen klassifiziert (E0 bis E5):

E0 = keine Reaktion,
E1 = geringe Tumeszenz,
E2 = mittlere Tumeszenz,
E3 = volle Tumeszenz,
E4 = volle Tumeszenz, mittlere Rigidität,
E5 = volle Tumeszenz und volle Rigidität = komplette Erektion.

Außerdem bietet sich die Möglichkeit der Registrierung der Erektionsqualität mit Hilfe eines Rigiditätsmeßgerätes. Durch individuelle stufenweise Steigerung der Dosis, beginnend mit *0,25 ml* der SKAT-Lösung im Rahmen der penilen Dopplersonographie (Tab. 4), wird bis zu einer Höchstdosis von 3 ml diejenige SKAT-Dosis bestimmt, bei der der Patient eine Erektion von ca. 1 Stunde Dauer erfährt. Die Erektionsqualität wird optisch und palpatorisch überprüft und zusammen mit Erektionsdauer und Zeit bis zum Eintritt der Erektion dokumentiert. Für die jeweiligen Dosisstufen gelten Patienten mit Erektion der Stärke E4 und E5 als responder und E0 bis E3 als non-responder. Das Dosierungsintervall beträgt 1 Tag. Die Injektion in das Corpus cavernosum erfolgt senkrecht zur Penisoberfläche 3–4 mm lateral der Penismittellinie durch die Tunica albuginea in das Zentrum des rechten oder linken Corpus cavernosum. Injektionsnadeln der Stärke 27 oder 30 G haben sich wegen ihres geringen Kalibers und ihrer Kürze bewährt. Die Testdosis von 0,5 ml SKAT-Lösung führte in allen Fällen eines normal potenten Kontrollkollektivs (n = 10) über eine 4- bis 12minütige Phase der Tumeszenzzunahme bei intrakavernösen Drücken von 10 bis 15 mmHg zu einer Erektion mit voller Rigidität und Drücken über 80 mmHg, welche mindestens 30 Minuten anhielten. Die intrakavernösen Blutgase lagen dabei nur unwesentlich unter dem arteriellen Niveau.

Tabelle 4 Pharmakodiagnostik der erektilen Dysfunktion

1. Pharmakodoppler
2. Pharmakotestung (ggf. mit VSS)
3. Pharmakokavernosographie
4. Pharmakoangiographie

Eine Reihe von Faktoren können dabei die erektile Antwort auf die intrakavernöse Injektion vasoaktiver Substanzen beeinflussen, hier ist insbesondere zu erwähnen, daß eine angstbedingte Steigerung des Sympathikotonus im Rahmen der 1. Testinjektion eine verminderte Antwort verursachen kann.

Ergebnisse

In den Jahren 1985 und 1986 wurden 200 Patienten mit erektiler Dysfunktion von mehr als 1 Jahr Dauer multidisziplinär untersucht (Anamnese, physikalische Untersuchung, NPT, Laboruntersuchung, penile Dopplersonographie, MMPI und psychologisches Interview, neurophysiologische Untersuchung mit BCR und SSEP und – falls indiziert – dynamische Kavernosographie und Pharmakoangiographie). Die SKAT-Testung mit vasoaktiven Substanzen war integraler Bestandteil dieses Abklärungsprogramms.

Die multidisziplinären Untersuchungsergebnisse korrelierten gut mit der intrakavernös zu applizierenden Dosis für eine komplette Erektion: Die Gruppe der Patienten ohne pathologische Gefäßveränderungen arterieller oder venöser Genese (n = 36) benötigte eine mittlere Dosis von 0,67 ml zur vollen Erektion. Die Gruppe mit pathologischen Inflowbedingungen (n = 107) benötigte eine mittlere Dosis von 1,07 ml. Bei der Gruppe mit pathologischen Outflowbedingungen (n = 57) erreichten 18 Patienten eine komplette Erektion mit einer mittleren Dosis von 2,1 ml. 39 Patienten waren non-responder (19,5%) und reagierten nur mit einer Tumeszenz ohne Rigidität (E3) auf eine Dosierung von bis zu 3 ml SKAT.

Tabelle 5 Pharmakotestung – Faktoren, die die Wirkung beeinflussen können

– Injektionstechnik:	Lokalisation Lagerung Tourniquet
– Psychische Verfassung:	Angst Klinikatmosphäre Umgebung
– Anat. Gegebenheiten:	Organgröße Gefäßstatus Compliance des CC-Gewebes
– Substanz + Dosierung	

Die Auswertung der drei Variablen – Zeit bis zur maximalen Wirkung (TE), maximale Wirkung (E0 bis E5) und Dauer der maximalen Wirkung (TD) – in Verbindung mit den Ergebnissen der multidisziplinären Abklärung führt zu einer Einteilung der Patienten in 3 Gruppen mit verschiedenen hämodynamischen Gegebenheiten:

1. Positiver SKAT-Test: Nach Injektion von 0,25 bis 0,5 ml SKAT tritt innerhalb von 4–12 Minuten eine Erektion mit mittlerer/voller Rigidität (E4/5) ein, die mindestens 30 Minuten anhält. Diese beweist im wesentlichen eine ungestörte penile Hämodynamik. Wahrscheinliche Diagnose: psychogen, neurogen, hormonell.
2. Eingeschränkt positiver SKAT-Test: Innerhalb von 10–40 Minuten tritt eine mindestens mittlere bis volle Tumeszenzzunahme (E2/3) ein, die über 30 Minuten anhält. Eine Dosissteigerung bis maximal 2 ml führt nach 5–40 Minuten zu einer kompletten Erektion (E5). Hier ist eine Störung der Arterialisation ohne (bedeutsame) venöse Komponente zu erwarten. Wahrscheinliche Diagnose: arteriell, arteriell und neurogen, psychogen oder hormonell.
3. Negativer SKAT-Test: Innerhalb von 5–10 Minuten wird eine mäßige Tumeszenzzunahme (E0–E2) erreicht, die über 15 Minuten anhält. Die

Dosissteigerung bis auf maximal 3 ml führt zu keiner wesentlichen Wirkungsverbesserung (maximal E3). Bei diesen Patienten ist ein venöses Leck mit Maintenanceflow von mehr als 100 ml/Minute sehr wahrscheinlich. Wahrscheinliche Diagnose: venös, venös und arteriell, neurogen, psychogen oder hormonell.

Nebenwirkungen oder Komplikationen

Bei einer Wahl der initialen Testdosis von entweder 25 mg Papaverin-Hydrochlorid oder 0,5 ml SKAT-Lösung ist in ca. 10% der Patienten mit einer prolongierten Erektion von über 3 Stunden Dauer zu rechnen. Aus diesem Grund sollten die Patienten den untersuchenden Arzt erst dann verlassen, wenn die Erektion vollständig abgeklungen ist. Als Anfangsdosis der SKAT-Testung verwenden wir daher 0,25 ml und haben damit nurmehr ca. 3% prolongierte Erektionen. Das Auftreten einer prolongierten Erektion ist eindeutig dosisabhängig und kann bei allen angewandten Pharmaka auftreten. Zahlenmäßig breit angelegte vergleichende Untersuchungen müssen noch zeigen, ob sich die von einzelnen Autoren [8] behauptete geringere Inzidenz prolongierter Erektionen bei der Anwendung von PG E1 bestätigt. In jedem Falle muß aber von gleichen Ausgangsbedingungen mit Definition einer prolongierten Erektion ab einem Zeitpunkt von 3 Stunden ausgegangen werden; dies ist bisher in der Literatur leider nicht einheitlich der Fall. Bei der Anwendung von Papaverin-Hydrochlorid geben etwa die Hälfte der Patienten ein vorübergehendes Brennen im Penisschaft, gelegentlich in der Glans penis an, welches nach einigen Minuten sistiert. Im Gegensatz dazu ist nach Schramek [9] bei etwa 50% der Patienten nach PG E1-Injektion mit Nebeneffekten zu rechnen, insbesondere mit Schmerzen während der gesamten Rigiditätsphase. Kleinere Hämatome können in Einzelfällen auftreten, lassen sich durch eine etwa 20 Sekunden lange Kompression nach Injektion jedoch vermeiden. Infektionen im Rahmen der diagnostischen Anwendung vasoaktiver Substanzen sind nicht berichtet worden (Tab. 6).

Tabelle 6 Pharmakotestung – Komplikationen

Prolongierte Erektion (> 180 Min)
Hämatom
Schmerz
Urethraverletzung

Bewertung

Bei der Bewertung und Überprüfung der Aussagekraft der SKAT-Testung und bei dem Versuch, Sensitivitäten oder eine Spezifikation gegenüber dem multidisziplinären diagnostischen Ansatz zu entwickeln, muß berücksichtigt werden, daß die gegenwärtigen diagnostischen Referenzverfahren selber, vielleicht mit Ausnahme der Pharmakokavernosometrie und der Kavernosographie, vor allem in funktioneller Hinsicht keinen Goldstandard-Charakter haben. Darüber hinaus ist die psychogen angstbedingte sympathomimetische Komponente in der Lage, einen negativen Respons hervorzurufen. Dennoch bleibt der besondere Wert der SKAT-Testung vor allem dadurch erhalten, daß eine Unterscheidung gelingt in Patienten ohne relevante Beeinflussung der penilen Hämodynamik, in Patienten mit arterieller Einflußstörung ohne venöse Insuffizienz und in Patienten mit pathologischem venösen Abfluß. Der entscheidende praktische Vorteil der SKAT-Testung liegt darin, daß 1. die invasive Kavernosograpie selektiv bei Patienten mit negativem SKAT-Test präoperativ für die Lokalisation und Bestimmung des hämodynamischen Wirkungsgrades eines venösen Lecks durchgeführt werden kann, 2. eine gezielte Abklärung der nicht vaskulären Formen mit weiterführenden psychologischen, neurophysiologischen und hormonellen Untersuchungen erfolgen kann und daß 3. bei dopplersonographisch pathologischem Befund unter Beachtung der Indikationen die arterielle Einflußstörung durch selektive Arteriographie präzisiert werden kann.

Literatur

[1] Adaikan, P. G., S. S. Ratnam: Pharmacology of Penile Erection in Human. Cardiovasc. Intervent. Radiol. *11* (1988) 191–194.

[2] Brindley, G. S.: Cavernosal alphablockade and human penile erection. J. Physiol. (Lond.) *342* (1983) 4.

[3] Brindley, G. S.: Pilot experiments on the actions of drugs injected into the human corpus cavernosum penis. Brit. J. Pharmacol. *87* (1986) 495.

[4] Virag, R.: Intracavernous injection of papaverine for erectile failure. Lancet *II* (1982) 938.

[5] Jünemann, K. P., T. F. Lue, G. R. Fournier, E. A. Tanagho: Hemodynamics of papaverine and phentolamine-induced penile erection in monkeys and dogs. J. Urol. (Baltimore) *136* (1986) 158.

[6] Kukovetz, W. R., G. Pöch: Inhibition of Cyclic-3′, 5′-Nucleotide-Phosphodiesterase as a Possible Mode of Action of Papaverine and similarily Acting Drugs. Naunyn-Schmiedebergs Arch. Pharmak. *267* (1979) 189.

[7] Goodman, L. S., A. Gilman: The pharmacological basis of therapeutics p. 188. 7th ed. Macmillan, London 1985.

[8] Porst, H.: Stellenwert von Prostaglandin E1 (PG E1) in der Diagnostik der Erektilen Dysfunktion (ED) im Vergleich zu Papaverin und Papaverin/Phentolamin bei 61 Patienten mit E. D. Urologe A *27* (1988) 22–26.
[9] Schramek, P., R. Dorninger, A. Waldhauser, A. Floth, P. Poparczy: One year clinical experience with Prostaglandine E1 in diagnosis and treatment of erectile dysfunction. Vortrag III. World Meeting on Impotence, Boston 1988.

Doppler-Sonographie der Penisarterien

K.-P. Jünemann

Einleitung

Die Pharmako-Doppler-Sonographie der Penisarterien zählt zu den wichtigsten Untersuchungsverfahren zur diagnostischen Abklärung von Patienten mit erektiler Dysfunktion. Bei einer Inzidenzrate von 60–70% organogener Erektionsstörungen nimmt die Doppler-Sonographie als Screeningmethode den bedeutendsten Rahmen in der Differenzierung zwischen vaskulärer und nicht vaskulärer erektiler Dysfunktion ein. Durch den Einsatz der Penis-Dopplersonographie und der gleichzeitigen intrakavernösen Applikation einer vasoaktiven Substanz, wie sie von Virag [6, 7] beschrieben wurde, konnte die Aussagekraft hinsichtlich des penilen Gefäßstatus entscheidend verbessert werden, wobei eine Korrelation mit der Pharmako-Penisangiographie in über 90% gefunden wurde; bei stark eingeschränkten arteriellen Flußverhältnissen ist die Doppler-Sonographie der Angiographie sogar überlegen [5].

Um das methodische Vorgehen der Doppler-Untersuchung besser verstehen zu können und um mögliche Fehler bei der Durchführung zu vermeiden, seien noch einmal kurz die Grundprinzipien der Erektionsentstehung und seiner für die Doppler-Sonographie relevanten hämodynamischen Abläufe erläutert.

Hämodynamische Grundlagen

Der Penis wird aus den beiden miteinander kommunizierenden Schwellkörpern, den Corpora cavernosa und das die Harnröhre umfassende und mit der Glans penis in direktem anatomischen Zusammenhang stehende Corpus spongiosum, gebildet. Die Gefäßversorgung verläuft über die paarig angelegten und doppler-sonographisch erfaßbaren Arteriae dorsales penis, zwischen denen mittelständig die Vena dorsalis penis profunda verläuft sowie über die ebenfalls paarig angeordneten Arteriae profundae penis, die an der Penisbasis in den ipsilateralen Schwellkörper eintauchen. Der Vollständigkeit halber seien

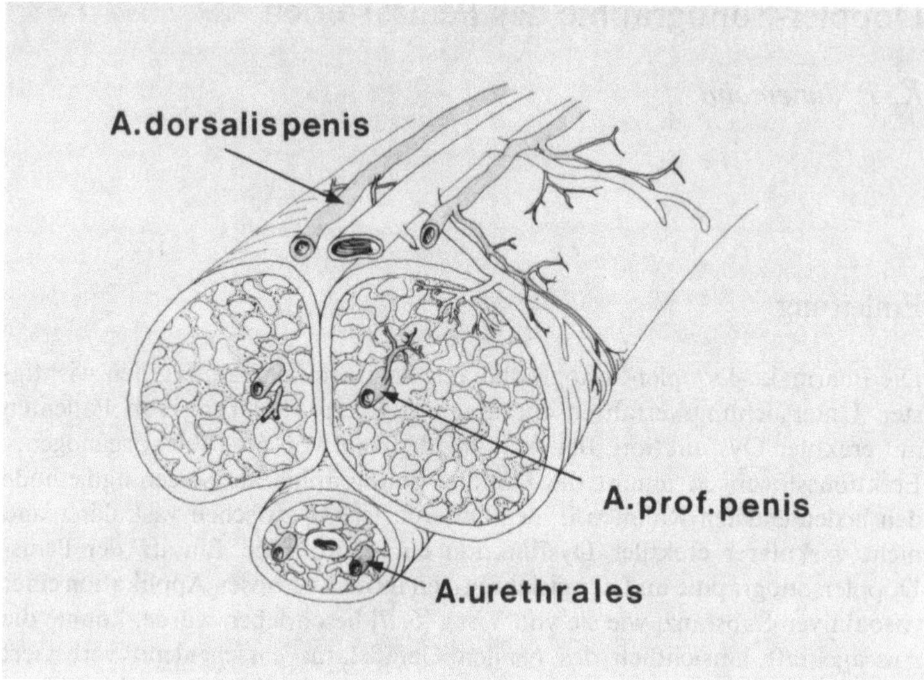

Abb. 1 Querschnitt durch einen menschlichen Penis. Aus: Jünemann, Weiske: Diagnose der erektilen Dysfunktion mittels Doppler-Sonographie. Urologe B, *28* (1988) 5–10.

die beiden Arteriae urethrales erwähnt, die entlang der Urethra im Corpus spongiosum in Richtung Glans penis ziehen (Abb. 1).

Im nicht-erigierten Zustand ist bei kontrahierter Schwellkörpermuskulatur der periphere, intrakorporale Widerstand sehr hoch, die dorsalen und tiefen Penisarterien englumig, was einen nur geringen Erhaltungsblutfluß (nutritiv) in die Schwellkörper zuläßt. Das subtunical gelegene Venengeflecht ist maximal weit gestellt und erlaubt so einen freien Blutabstrom über die Venae circumflexae in die Vena dorsalis penis profunda (Abb. 2a). Im Stadium der Erektionseinleitung und Tumeszenzbildung kommt es aufgrund einer maximalen arteriellen Dilatation zu einer massiven Blutflußzunahme in den Penisarterien; durch die gleichzeitige Relaxation der glatten Schwellkörpermuskulatur sinkt der intrakorporale Widerstand, was gemeinsam zu einer Volumen- und Druckzunahme in den Schwellkörpern führt und in einer relativen venösen Okklusion des subtunical gelegenen Venenplexus resultiert (Abb. 2b). Hämodynamisch bedingt die massive arterielle Dilatation der Penisarterien eine bis zu 900prozentige Zunahme arterieller Flußgeschwindigkeiten, die sich

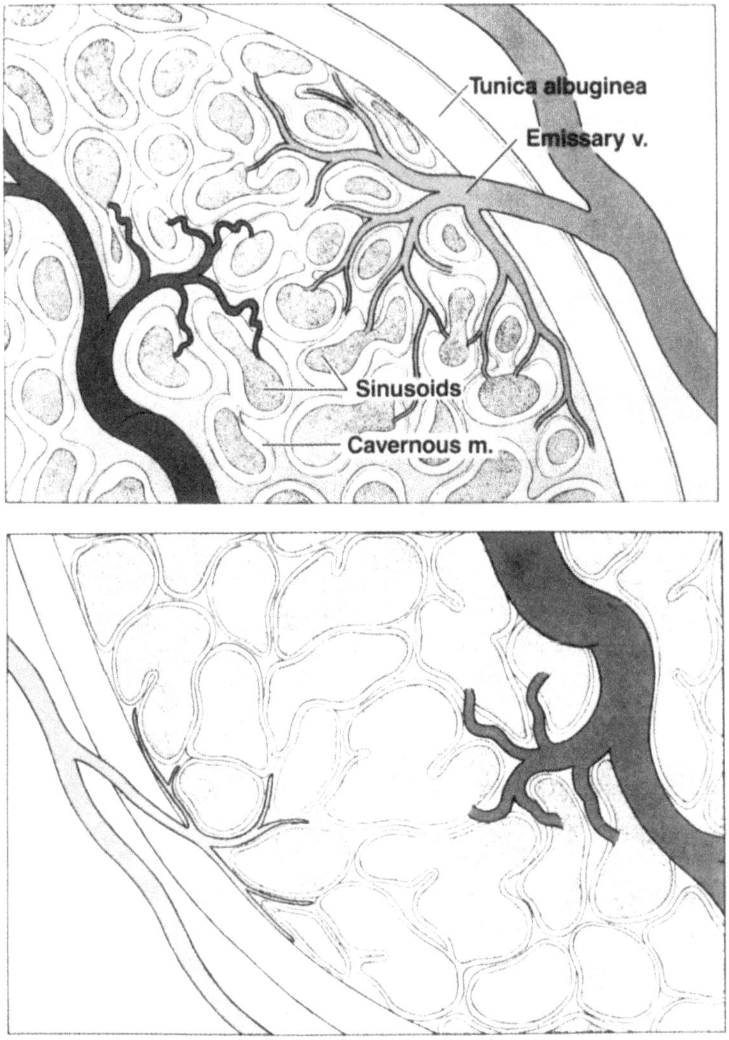

a

b

Abb. 2 Physiologischer Ablauf der Erektion: a. Im nicht erigierten Zutand; b. im erigierten Zustand (siehe Text). Aus: Jünemann: Physiologie und Hämodynamik der penilen Erektion. In: Bähren, Altwein (Hrsg.): Impotenz-Diagnostik und Therapie in Klinik und Praxis. Thieme, Stuttgart 1988.

meßtechnisch mittels der Doppler-Sonographie leicht erfassen läßt (Abb. 3). Daß diese arterielle Blutflußzunahme jedoch nur von relativ kurzer Dauer ist (2 bis 10 Minuten), erklärt sich aus der intrakorporalen Druck- und Widerstandszunahme mit Erreichen einer vollständigen Erektion, die zu einem erneuten Abfall der Blutflußgeschwindigkeit im Penis führt [2].

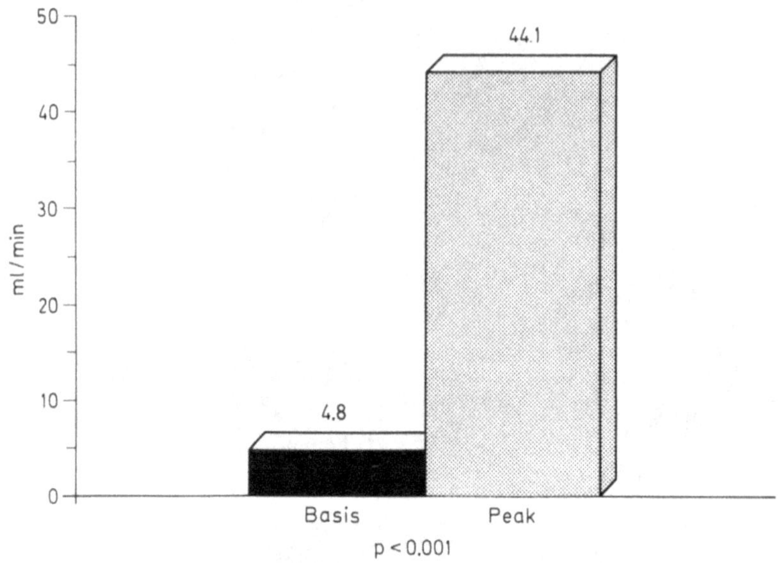

Abb. 3 Arterielle Flußgeschwindigkeiten in der Arteria pudenda interna im nichterigierten Zustand (Basis) und im Moment der Tumeszenzbildung (Peak).

Gerätetechnische Voraussetzungen und Untersuchungsverfahren

Prinzipiell arbeitet man in der Urologie, je nach gewünschter Eindringtiefe bzw. anatomischer Lage des zu untersuchenden Gefäßes, mit zwei Frequenzbereichen:

4 MHz – Eindringtiefe max. 8 cm
8–10 MHz – Eindringtiefe 2,5–3,5 cm.

Die einzelnen Doppler-Verfahren unterscheiden sich nach der Art der Signalaussendung bzw. Verarbeitung [4, 3].

1. Nicht-direktionaler Doppler oder Pocket-Doppler
   Dieses kostengünstige, zumeist Taschen-Dopplergerät erlaubt eine ausschließlich akustische Verarbeitung des Doppler-Signals ohne Darstellung der Flußrichtung oder graphische Kurvendokumentation.
2. (Bi-)direktionaler oder Continuous Wave (cW)-Doppler
   Die sogenannten CW-Dopplergeräte erlauben die Registrierung von Blutflußgeschwindigkeit und Strömungsrichtung (akustische und elektronische Leuchtdioden- oder Kurvenanzeige auf einem Monitor), die über einen

Papierschreiber aufgezeichnet werden können. Die Schallaussendung beider Gerätetypen (nicht-/direktional) ist kontinuierlich fortlaufend (CW).

3. Die gepulste Doppler- und Duplex-Sonographie
Dieser Gerätetyp unterscheidet sich von den zuvor genannten durch die Art der Signalaussendung, wobei der gesendete Ultraschall in rhythmischen Impulsen abgegeben und die Signalverarbeitung ähnlich dem Echolot erfolgt. Dadurch lassen sich Blutflußströmungen in definierten Tiefen messen. Kombiniert man diese Art der Doppler-Untersuchung mit einem Real-Time-B-Bild-Ultraschallgerät, so ist eine genaue Zuordnung von gemessenem Blutströmungsgeräusch und dargestelltem Gefäß möglich. Diese Form der Signalverarbeitung dürfte aus Kostengründen derzeit nur größeren Zentren vorbehalten sein.

Für die Doppler-Sonographie der Penisarterien ist von Bedeutung, nach einem einheitlichen Untersuchungsschema vorzugehen, um eine reproduzier- bzw. vergleichbare Signalanalyse zu ermöglichen. Dabei spielt die Patientenposition eine nur untergeordnete Rolle (ob stehend oder liegend); wichtig ist nur, daß die Untersuchung stets einheitlich durchgeführt wird (persönlich: liegende Position). Zu Beginn eines jeden Untersuchungsganges sollte ein Referenzsignal von dem zu untersuchenden Patienten abgenommen werden, wobei sich die Arteria femoralis anbietet (beidseitig), da der mögliche Hinweis auf eine (vorgeschaltete) AVK (arterielle Verschlußkrankheit) vom Beckentyp eine wichtige Zusatzinformation für die abschließende Beurteilung des penilen Gefäßstatus liefern kann (Abb. 4). Die sich anschließende Doppler-Sonographie der beiden Arteriae dorsales penis und Arteriae profundae penis im Nativzustand gestaltet sich mitunter schwierig, da insbesondere die tiefen Schwellkörperarterien im Ruhezustand durch den geringen Ruheblutfluß bei

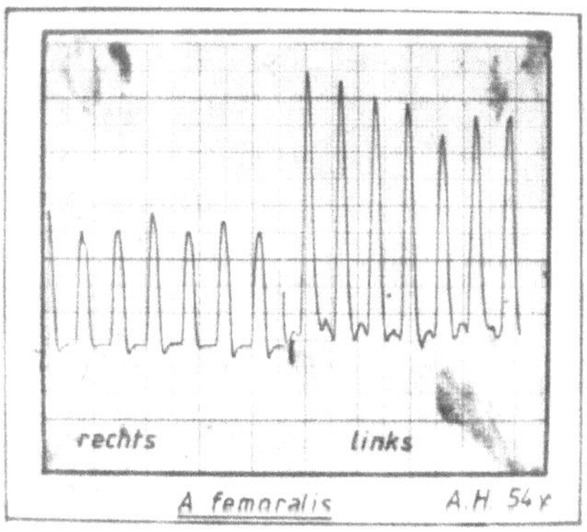

Abb. 4 Referenzsignal der Arteria femoralis rechts und links. Rechtsseitig Amplitudenabschwächung bei vorgeschalteter AVK vom Beckentyp.

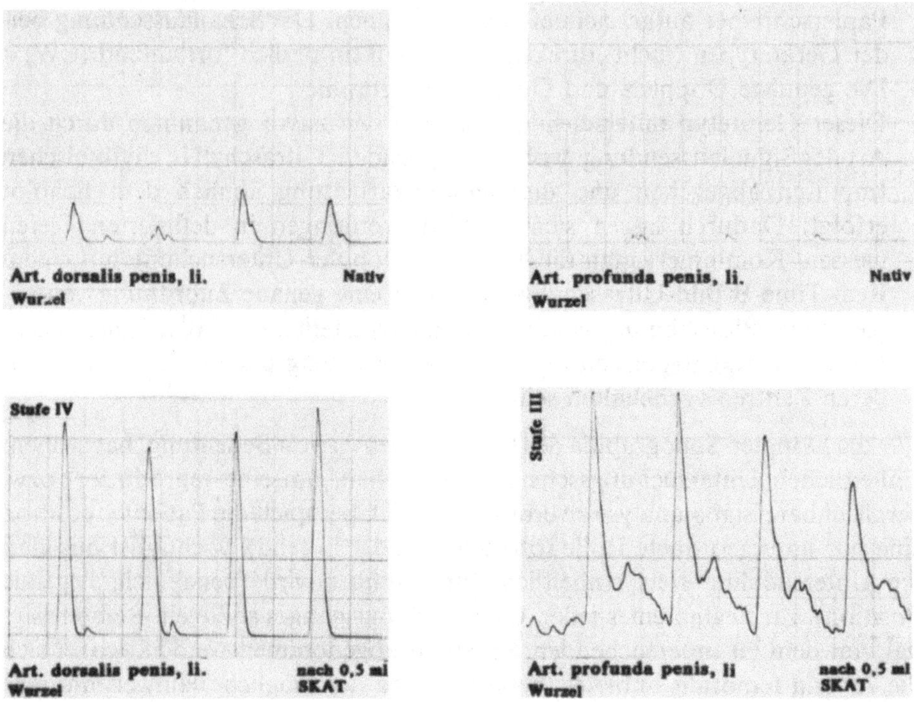

5a 5b

Abb. 5 Penis-Dopplersonographie im nichterigierten und erigierten Zustand.
a. Arteria dorsalis penis links. Oben: im Ruhezustand, unten: nach SKAT-Applikation.
b. Arteria profunda penis. Beachte auch hier die massive Flußgeschwindigkeitszunahme nach Applikation von 0,5 ml der SKAT-Lösung.

enggestelltem Gefäßdurchmesser meßtechnisch oftmals nicht zu erfassen sind. Erst die intrakorporale Applikation einer vasoaktiven Substanz (z. B. Papaverin/Phentolamin 0,5 bzw. 1 ml, Prostaglandin E1 5 bzw. 10 µg) versetzt das erektile Gewebe in einen aktivierten Zustand und erlaubt durch die resultierende, massive Blutflußzu- und periphere Widerstandsabnahme im Schwellkörper eine genaue Erfassung des penilen Gefäßstatus (Pharmako-Doppler-Sonographie; Abb. 5 a und b).

Weitere, wichtige Untersuchungskriterien sind:

1. Doppler-sonographische Darstellung der Flußgeschwindigkeiten an Penisbasis (Wurzel), im mittleren und distalen Penisdrittel (Querschnitt- bzw. Longitudinalverfahren) [8, 1];
2. stets mit der höchsten Geräteempfindlichkeitsstufe beginnen, gegebenenfalls Eichkurve schreiben;

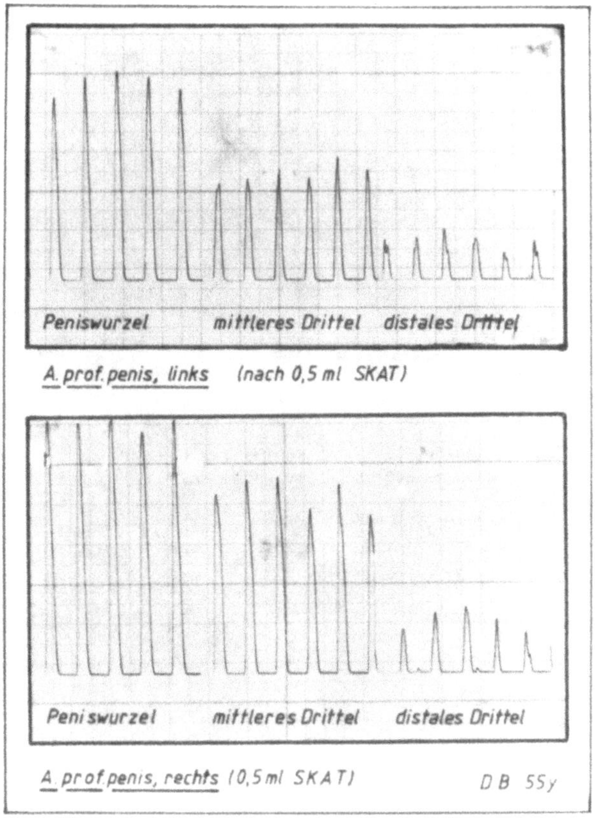

Abb. 6 Longitudinalverfahren der Doppler-Sonographie.

3. innerhalb der Tumeszenzphase (2–8 Minuten) nach Pharmakonapplikation dopplern, da ansonsten eine erneute Signalabschwächung infolge intrakorporaler Druckerhöhung eintritt, die den Bluteinstrom mindert (s. oben);
4. als hilfreich hat sich erwiesen, wenn keine eindeutige Aussage zu treffen ist, die Untersuchung mit Injektion der vasoaktiven Substanz auf der Gegenseite zu wiederholen bzw. die Ultraschalluntersuchung der Schwellkörper mit einem 5 bzw. 7,5 MHz-Schallkopf der Doppler-Sonographie anzuschließen;
5. als besonders erleichternd für eine spätere Beurteilung der Doppler-Befunde hat sich die Übertragung der gemessenen Flußkurven in einen vorbereiteten Untersuchungsbogen bewährt (Abb. 7). Durch eine +/– Klassifikation können so Strömungskurven einzelner Arterien oder Arterienabschnitte semiquantitativ erfaßt und einer vergleichenden Beurteilung zugeführt werden.

KLINIKUM DER STADT MANNHEIM

Urologische Klinik
Direktor: Prof. Dr. P. Alken

Mannheim, den

Name, Vorname, geb.:

Anschrift:

Einweisender Arzt / Station:

Doppler — Sonographie

Penis

	vor SKAT Wurzel	vor SKAT Schaft	nach SKAT Wurzel	nach SKAT Schaft
Arteria dorsalis rechts				
links				
profunda rechts				
links				

Hoden

Arteria testicularis rechts	
Vena festicularis rechts	
Arteria testicularis links	
Vena testicularis links	

Beurteilung:

Abb. 7 Dokumentations-Bogen für die Doppler-Sonographie.

Beurteilungskriterien

Gezielte Messungen, beispielsweise mit dem Duplex-Scanner, erlauben eine exakte Bestimmung des tatsächlichen Blutflusses in den Penisarterien. Da die in der täglichen Praxis zur Verfügung stehenden Geräte in aller Regel nicht direktionale Dopplergeräte (CW) sind, die nur eine semiquantitative Aussage zulassen, haben sich folgende Beurteilungskriterien der erfaßten Dopplersignale als zweckmäßig herausgestellt:

1. Auch eine nur schwach oder nicht nachweisbare Strömungsgeschwindigkeit auch im Nativzustand ist entsprechend mit +/− im Untersuchungsprotokoll zu vermerken.

2. Beachtung der tatsächlichen Amplitudenhöhe (beachte: Empfindlichkeitsstufe).
3. Seitendifferenzen zwischen rechts und links bzw. proximal und distal.
4. Amplitudensteigerungen um über 100% nach SKAT-Injektion.
5. Der spitzwinkelige Kurvenverlauf ist zu beachten bzw. abnorme Pulsdeformitäten sind mit zu vermerken.

Unter Berücksichtigung dieser Untersuchungs- und Beurteilungskriterien der penilen Gefäße ist eine Aussagewertigkeit der Doppler-Sonographie im Vergleich zur Penis-Angiographie in über 90% möglich [5] und läßt diese Untersuchung zum Standardverfahren in der Impotenzdiagnostik werden.

Fallbeispiel

1. 50jähriger Patient (SH) mit seit 25 Jahren bekanntem, insulinpflichtigem Diabetes mellitus, bekannter Nikotinabusus. Seit 4 Jahren erektile Dysfunktion. Im Nativ-Doppler läßt sich lediglich die Arteria dorsalis penis

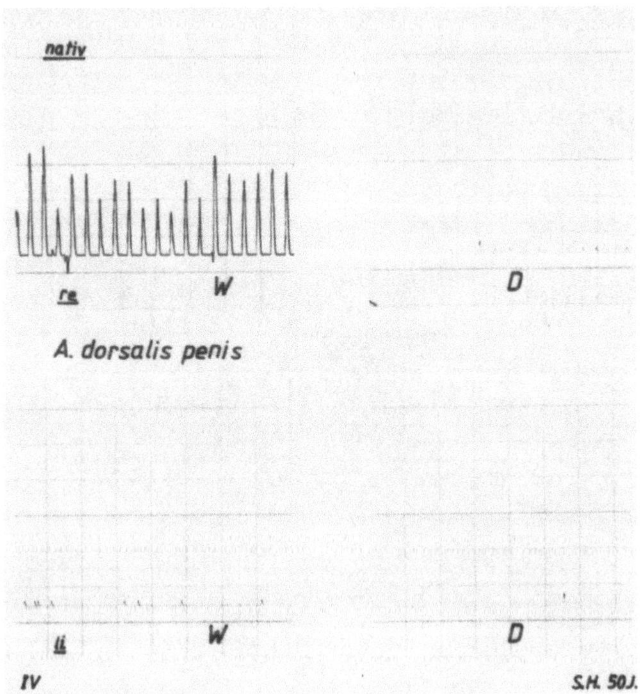

Abb. 8 Doppler-Sonographie-Befund vor und nach SKAT-Applikation mit Darstellung der Arteriae dorsales penis, Arteriae profundae penis. W = Wurzel; M = mittleres Penisdrittel; D = distales Penisdrittel.

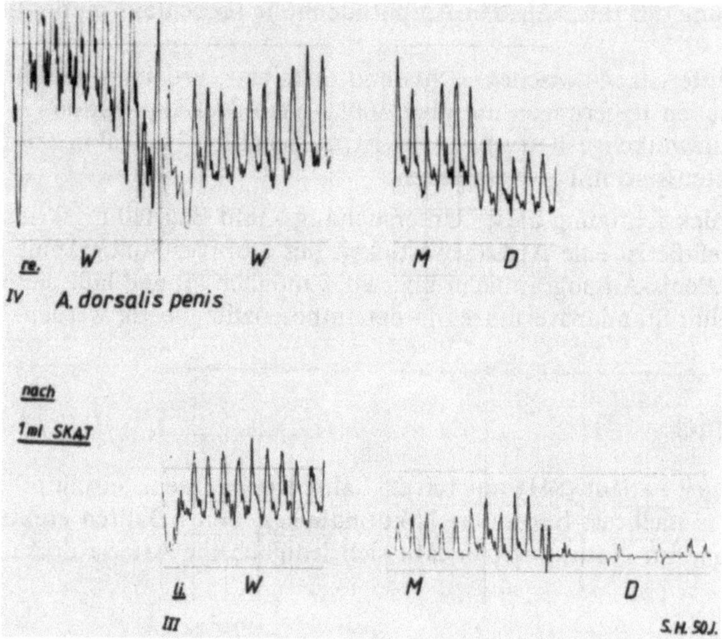
re.
W
W
M
D
IV
A. dorsalis penis
nach
1ml SKAT
li.
W
M
D
III
S.H. 50J.

8b

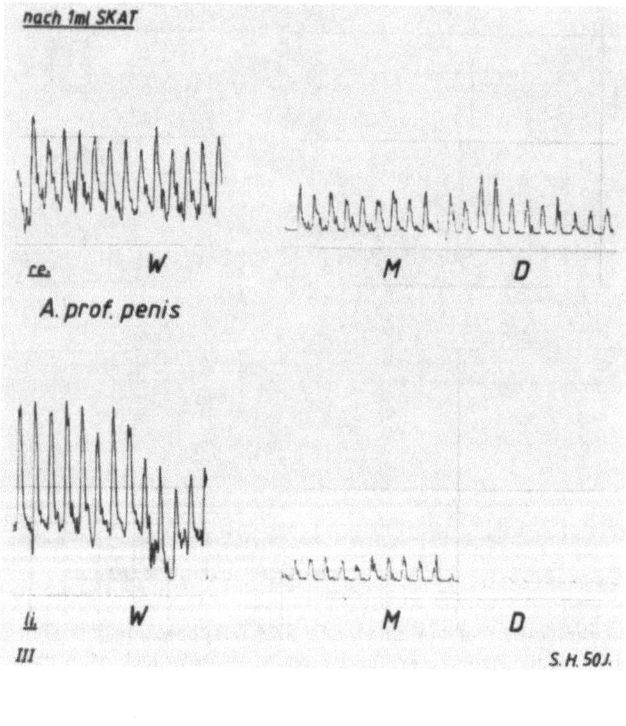
nach 1ml SKAT
re.
W
M
D
A. prof. penis
li.
W
M
D
III
S.H. 50J.

8c

rechts im Wurzelbereich messen; distal sowie in der kontralateralen Dorsalarterie, ebenso wie in den beiden Arteriae profundae penis lassen sich keine Flußgeschwindigkeiten registrieren (Abb. 8 a). Nach Applikation von 1 ml des Kombinationsgemisches läßt sich sowohl akustisch als auch auf dem Papierschreiber eine deutliche Zunahme der Flußgeschwindigkeiten in allen vier Penisarterien feststellen, wenngleich sich eine ausgeprägte Floweinschränkung in der Arteria dorsalis penis links, distal sowie über dem gesamten Verlauf der Arteria profunda penis rechts im Vergleich zur kontralateralen Seite (Amplitudenhöhe!) zeigt; im distalen Drittel der Arteria profunda penis links findet sich ebenfalls ein vollständiger Flowabbruch (Abb. 8 b und c). Dieser Befund ist typisch für eine arterielle Ursache der Erektionsstörung.

2. 36jähriger Patient, seit einem Jahr zunehmend Erektionsstörungen im Sinne eines vorzeitigen Erektionsabbruches und ungenügender Rigidität; geringe Penisdeviation bei ansonsten unauffälliger Anamnese. Laut eigenen Aussagen ist eine vollständige Erektion erreichbar, wenn der Patient die Penisbasis rechtsseitig digital komprimiert. Im Nativ-Doppler läßt sich nur

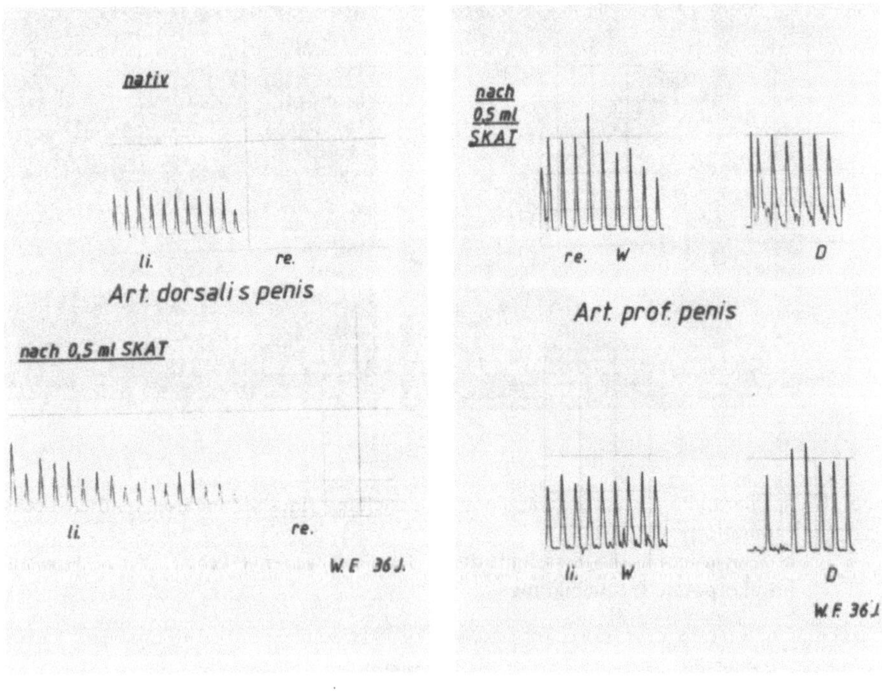

a b

Abb. 9 Penis-Dopplersonographie mit komplettem Flußverlust über der Arteria dorsalis penis rechts im Nativzustand und nach Pharmako-Stimulation bei rechtsseitiger Plaquebildung.

in der linken Penisdorsalarterie ein registrierbarer Fluß nachweisen, rechtsseitig ist dies nicht der Fall, ebensowenig in den tiefen Schwellkörperarterien (s. Abb. 8a). Nach SKAT-Applikation deutliche Flowsteigerung in den Arteriae profundae penis beidseits (normal, s. Abb. 8b) und regelrechte Flowverhältnisse in der linken Dorsalarterie. Rechtsseitig nach wie vor keine Signalregistrierung (Abb. 9 unten). Bei komplettem Signal-/Flowverlust über der rechten Penisdorsalarterie bei ansonsten unauffälligem Flowmuster der übrigen Penisgefäße läßt sich hier eine rein arterielle Genese ausschließen. Die Diagnose ließ sich mittels Pharmako-Kavernosographie (Abb. 10a) und B-Bild-Ultraschalldarstellung (Abb. 10b) der Schwellkörper stellen, mit deren Hilfe ein sekundäres venöses Leck rechts mit auf die rechtsseitige Penisbasis beschränkter narbiger Induration bei Induratio penis plastica nachgewiesen wurde.

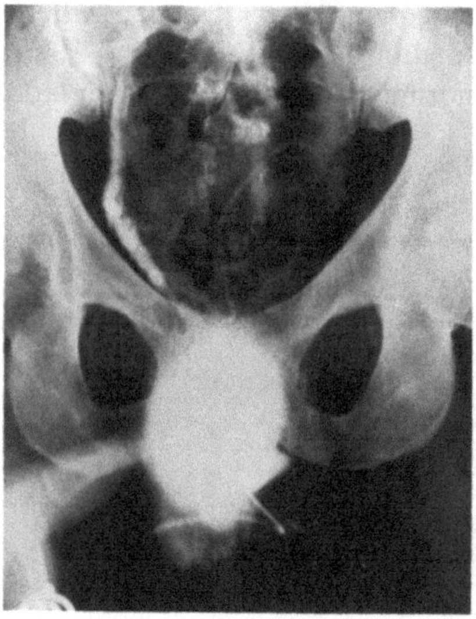

10a

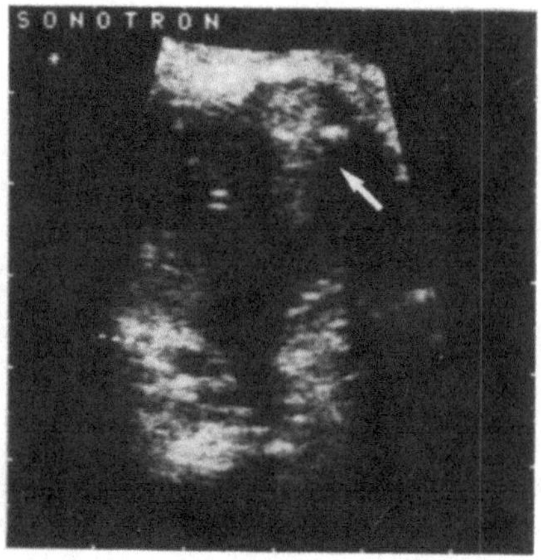

10b

Abb. 10 a. Pharmako-Kavernosographie mit Darstellung eines sekundären venösen Lecks bei Induratio penis plastica.
b. Sonographischer Querschnitt durch den Penis (seitenverkehrt). Pfeil = Hinweis auf intrakorporale Plaquebildung.

Doppler-Fehler

Um reproduzierbare Ergebnisse zu erhalten und um Fehlinterpretationen zu vermeiden, sollten typische Fehlermöglichkeiten während der Doppler-Untersuchung bekannt sein:

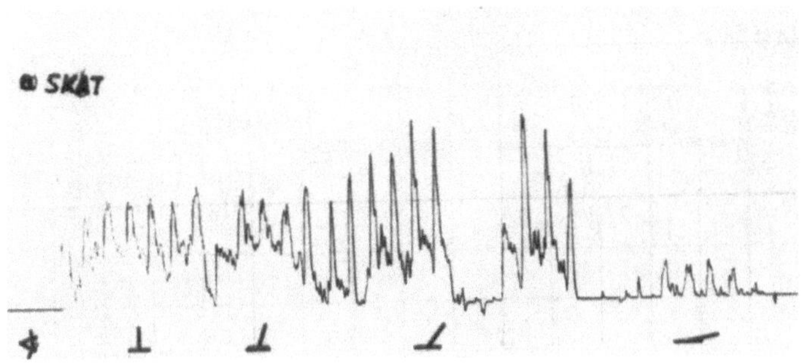

Abb. 11 Einfluß des Sondenwinkels auf die empfangene Signalstärke bei der Doppler-Sonographie.

1. Sondenwinkel; dieser liegt in aller Regel bei 45 Grad (bzw. 60 Grad) und beeinflußt entscheidend die empfangene Signalstärke (Abb. 11).
2. Druck auf die Arteria dorsalis penis mit dem Sondenkopf kann zur Flußminderung im Gefäß führen und Mißdeutungen begünstigen (Abb. 12).
3. Auf ausreichende Gelmengen bei der Untersuchung ist zu achen.
4. Geduld beim Auffinden der Dorsalarterien (schräger Gefäßverlauf, Abgang beider Dorsalarterien aus nur einer Arteria pudenda interna).
5. Zeitfaktor; innerhalb der ersten 2 bis 5 Minuten dopplern, da ansonsten die Gefahr einer Amplitudenabnahme besteht (s. oben).
6. Seitendifferenz; bei unklarem Befund Gegenseite mit ipsilateraler Injektion nachdopplern (Folgetag), da eine Seitendifferenz Pharmakon-induziert sein kann.

Es ist ratsam, gerade in der Lernphase der penilen Doppler-Sonographie die beschriebenen Fehlermöglichkeiten auszuprobieren, um deren Einflußnahme auf das empfangene Signal zu kennen. Ansonsten sei angemerkt, daß die Methodik rasch zu erlernen ist und in Anbetracht des hohen diagnostischen Aussagewertes für jede Abklärungsdiagnostik einer erektilen Dysfunktion zwingend gefordert werden muß auch im Hinblick auf eine späterhin mögliche Dokumentationspflicht gegenüber den Krankenkassen.

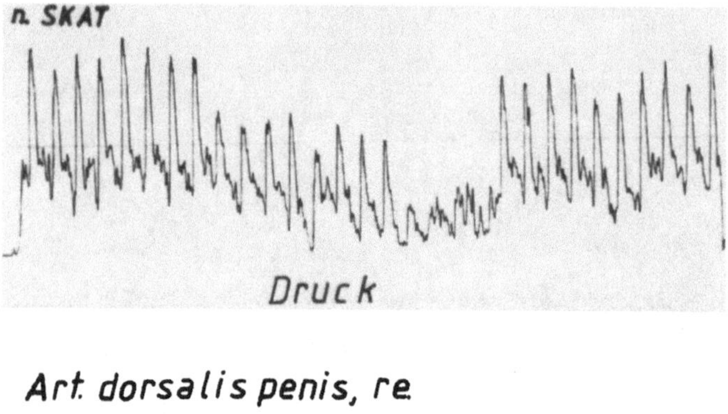

Abb. 12 Amplitudenabschwächung bei Druck mit dem Sondenkopf auf die Arteria dorsalis penis.

Literatur

[1] Jünemann, K.-P., W.-H. Weiske: Diagnose der erektilen Dysfunktion mittels Doppler-Sonographie. Teil 1: Grundlagen. Urologe B, *28* (1988) 5–10.

[2] Jünemann, K.-P.: Die Physiologie der penilen Erektion. Urologe A, *26* (1987) 283–288.

[3] Marshall, M.: Praktische Doppler-Sonographie. Springer Verlag, Berlin–Heidelberg 1984.

[4] Meyer-Schwickerath, M.: Dopplersonographie in der Urologie – Physikalische und technische Grundlagen. Urologe B, *28* (1988) 2–4.

[5] Porst, H.: Vergleich von Papaverin-induzierter Doppler-Sonographie und Angiographie in der Diagnostik der erektilen Dysfunktion. Urologe A, *27* (1988) 8–13.

[6] Virag et al: Intracavernous injection of Papaverine as a diagnostic and therapeutic method in erectile failure. Angiology, *35* (1984) 79–87.

[7] Virag, R.: Intracavernous injection of Papaverine for erectile failure. Lancet (1982) 938.

[8] Weiske, W.-H., K.-P. Jünemann: Diagnose der erektilen Dysfunktion mittels Doppler-Sonographie. Teil 2: Praktische Anwendungen. Urologe B, *28* (1988) 11–14.

Funktionelle Untersuchung der Penisarterien mit gepulster Doppler-Sonographie

S. C. Müller

Ein wesentlicher Fortschritt der objektiven vaskulären Impotenzdiagnostik ist die simultane Anwendung von B-Bild Sonographie und gepulstem Doppler [1, 3].

Untersuchungstechnik

Der Penis wird im erschlafften Zustand sonographisch untersucht (Sektor Scanner: 7,5 oder 10 MHz). Der Durchmesser der kavernösen Arterien wird im Längs- und Querschnitt an der Penisbasis gemessen, ein Blutfluß läßt sich meist nicht nachweisen. Danach werden Relaxantien der glatten Muskulatur oder sog. vasoaktive Substanzen intrakavernös injiziert (z. B. SKAT-Lösung [7]). Mit zunehmender Tumeszenz des Penis wird die kombinierte Ultraschall-Doppler-Untersuchung durchgeführt, um die Zunahme des Gefäßdurchmessers und die maximale Blutflußgeschwindigkeit der systolischen Phase objektiv zu messen (Tab. 1, gepulster Doppler: 4,5 MHz). Danach erfolgt am stehenden Patienten die Beurteilung des Erektionswinkels sowie der penilen Rigidität (s. Tab. 1) [1, 3].

Tabelle 1 Impotenz – Funktionelle Diagnostik mit Ultraschall/gepulstem Doppler

Objektive Daten	Arterielles System	Durchmesser Veränderungen diast./syst. Durchmesser Blutfluß Veränderungen
	Qualität der Erektion	Winkel Rigidität
Subjektive Eindrücke	Venöses System	Arterielle Funktion vs. Erektion
	Neurogene/psychogene Ursachen	Arterielle Funktion und Erektion vs. Anamnese, Persönlichkeit und klinisch neurologische Tests

Über die resultierende Erektion läßt sich die venöse Drainagesituation indirekt abschätzen, denn bei guter arterieller Blutzufuhr sollte es zur vollen Erektion kommen. Ist dies nicht der Fall, so muß es sich um ein venöses Leck handeln. Bei guter arterieller Funktion und voller Erektion nach SKAT, aber anamnestisch beklagten Erektionsstörungen müssen entweder neurogene oder psychogene Probleme zugrunde liegen. Zwischen beiden ist eine grobe Differenzierung möglich aufgrund des subjektiven Eindrucks über die Persönlichkeit des Patienten und mit Hilfe einfacher, klinisch neurologischer Tests (z. B. Bulbocavernosus-Reflex, s. Tab. 1). Wie andere Autoren bestätigen [6], reagieren Patienten mit neurogener Impotenz verstärkt auf SKAT, eine Tatsache, die die Diagnosestellung diesbezüglich erleichtert.

Ergebnisse bei 472 Patienten mit erektiler Dysfunktion

Entsprechend den Veränderungen von Durchmesser *und* Blutflußgeschwindigkeit wurden die Patienten in drei verschiedene Gruppen eingeteilt (Tab. 2): Gruppe 1 mit normalem arteriellem System, Gruppe 2 mit mäßiger, arterieller Insuffizienz und Gruppe 3 mit ausgeprägter, arterieller Insuffizienz. Im nichterigierten Zustand beträgt der innere Durchmesser der kavernösen Arterien durchschnittlich 0,5 mm mit kaum meßbarem Blutfluß. Während der Tumeszenzphase nach SKAT konnte mit der gewonnenen Erfahrung und anhand der Kontrollgruppe eine „normale“ Reaktion definiert werden, die primär eine Verdopplung des inneren Durchmessers der kavernösen Arterien mit kräftiger Pulsation und maximale Flowwerte von mindestens 25 cm/sec. beinhaltet (Tab. 3).

Es ist wichtig, die Arterien vor Erreichen der vollen Erektion zu vermessen. Mit zunehmender Rigidität wächst der intrakavernöse Druck und somit reduzieren sich arterieller Durchmesser und Blutflußgeschwindigkeit. Daß trotz guter arterieller Funktion nicht alle Patienten der Gruppe 1 eine volle Erektion erreichten, lag am venösen System. Viele, die diesbezüglich untersucht wurden, hatten ein venöses Leck.

Analysiert man die Patienten getrennt nach verschiedenen Risikofaktoren der Impotenz mit dieser Methode, so wird deutlich, daß die Diabetiker und Raucher ein sehr schlechtes arterielles System aufweisen, obwohl sie die jüngeren Patienten sind (Tab. 4).

Tabelle 2 Patienten mit erektiler Dysfunktion (n = 472*)

Kriterien						
Mittlere Durchmesser-Zunahme	Mittlere maximale Fließgeschwindigkeit+	Arterielle Funktion nach Papaverin-Injektion		Zahl der Patienten	Anteil der Patienten (%)	Mittleres Alter (Jahre)
≥ 75%	≥ 25 cm/sec	gute arterielle Funktion	Gruppe 1	77	17,3	52
alle anderen Werte++		mäßige arterielle Insuffizienz	Gruppe 2	299	67,2	57
≤ 25%	< 20 cm/sec	schwere arterielle Insuffizienz	Gruppe 3	69**	15,5	57

* n = 27 Patienten ohne Daten

** n = 48 Patienten mit schwerer, unilateraler arterieller Insuffizienz

\+ Mittlere Max. Fließgeschwindigkeit = max. Fließgeschwindigkeit der rechten und linken kavernösen Arterie – halbiert

++ Hier können die Daten anderer Gruppen überlappen (z. B. ein Patient mit einer mittleren Durchmesserzunahme < 75% und einer max. Fließgeschwindigkeit < 25 cm/sec

Tabelle 3

Patienten mit erektiler Dysfunktion (n = 472)		Kontrollgruppe (n = 11)
Objektive Daten		
Durchschnittsalter (Jahre)	55,8	50,5
Durchmesser nicht erigiert (mm)	0,5	0,57
Durchmesser erigiert (mm)	0,8	1,03
Durchmesser Zunahme (%)	60	81
max. Fließgeschwindigkeit (cm/sec)	26,7	40,5
„volle Erektion“ (%)	10,2	100
Arterielle Funktion nach Papaverin Injektion		
Gruppe 1	17%	55%
Gruppe 2	67%	45%
Gruppe 3	16%	–

Tabelle 4 Risikofaktoren der Impotenz

Objektive Daten	Diabetes (n = 67)	Hypertonie (n = 117)	Rauchen (n = 105)	Alkohol (n = 228)
Durchm. Zunahme (%)	50	60	45,5	60
max. Fließgeschw. (cm/sec)	25	26,6	25,3	26,5
„volle Erektion“ (%)	10.4	12	9,5	8,8
Arterielle Funktion nach Papaverin-Injektion				
Gruppe 1	8%	15%	9%	14%
Gruppe 2	74%	68%	72%	70%
Gruppe 3	18%	18%	19%	16%

Diskussion

Ein Blutfluß gemessen in ml/min müßte die arterielle Durchblutung besser wiedergeben als die Fließgeschwindigkeit gemessen in cm/sec. Bei unterschiedlichen Penisvolumina und sich verzweigenden kavernösen Arterien ist jedoch eine Standardisierung für die Volumenmessung sehr schwierig. Anfängliche Vergleiche beider Meßsysteme [1] zeigten die Messung der Durchmesser- *und* Blutflußgeschwindigkeitszunahme überlegen in der Beurteilung des arteriellen Systems (Abb. 1).

Die immer noch sehr häufige Bestimmung des PBI mittels Doppler erfuhr mit Einführung der SKAT-Technik sicherlich eine Verbesserung, bleibt jedoch

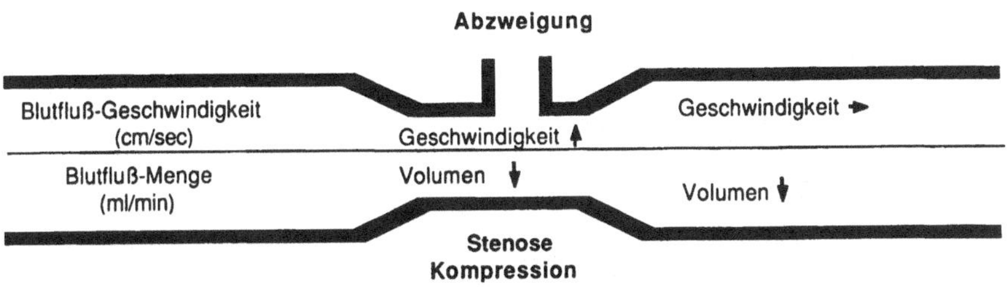

Abb. 1 Probleme der Blutfluß-Messung mit dem gepulsten Doppler.

bei Verwendung der üblichen CW-Doppler fragwürdig, wenn es um die Beurteilung der für die Erektion wichtigen kavernösen Arterien geht, denn der CW-Doppler erfaßt alle Gefäße, die in seinem Schallbereich liegen (Abb. 2 a). Die kavernösen Arterien sind aber durch periphere große Arterien, wie die A. dorsalis penis und A. urethralis „abgeschirmt". Physiologische Untersuchungen zeigen, daß im nicht erigierten Zustand diese kavernösen Arterien kontrahiert sind und kaum einen arteriellen Flow aufweisen [3]. Man wird sie daher mit dem üblichen CW-Doppler nicht erfassen können [4, 5]. Im Zustand der artefiziellen Erektion dilatieren aber auch die Dorsal- und Urethralarterien, imponieren daher als gut durchblutete Gefäße und werden aufgrund ihrer peripheren Lage immer leichter erfaßt als die schwer zu ortende

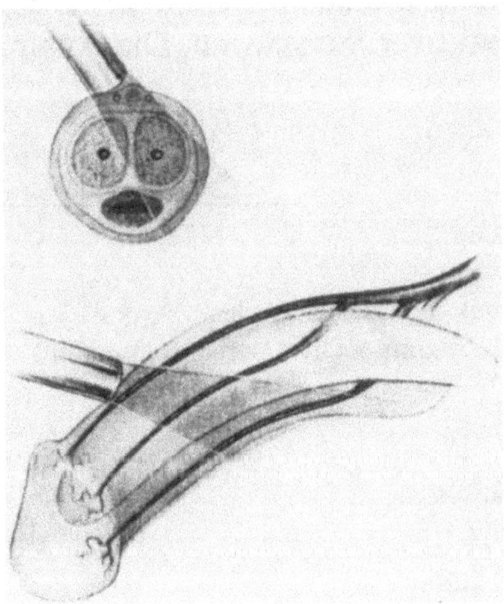

Abb. 2 a Ein konventioneller Doppler (CW-Doppler) reagiert auf alle Gefäße in seinem Schallwinkel und gerade am nicht erigierten Glied ist es sehr schwer die tiefen, cavernösen Arterien selektiv zu untersuchen.

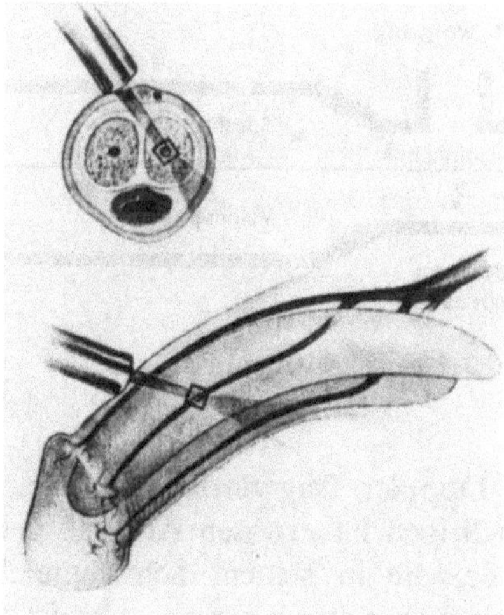

Abb. 2b Der gepulste Doppler läßt sich nach sonographischer (B-Bild) Lokalisation eines Gefäßes unter visueller Kontrolle dorthin plazieren.

kavernöse Arterie. Der gepulste Doppler bei gleichzeitiger Ultraschallkontrolle hat den Vorteil, daß man die kavernöse Arterie genau definieren und vermessen kann (Abb. 2b).

Basierend auf diesen Erkenntnissen erfolgt die diagnostische Abklärung impotenter Patienten in unserer Abteilung primär mit Hilfe der Duplex-Sonographie vor und nach Injektion vasoaktiver Substanzen. Die Anamnese wird

Tabelle 5

- Anamnese/Untersuchung
- Labor
- Duplex-Sonographie mit gepulstem Doppler ohne/mit Papaverin (15 mg/ml) / Phentolamin (0,5 mg/ml)

↙	↓	↘
art. Gefäßsystem unauffällig	art. Gefäßsystem unauffällig	art. Gefäßsystem pathologisch
bei guter Erektion	keine Erektion	keine Erektion
↓	↓	↓
Neurolog./psychiat. Abklärung	dynam. Kavernosographie/Kavernosometrie	Beckenangiographie mit Papaverin/Phentolamin

hauptsächlich über einen Fragebogen erhoben, der es erlaubt, die Daten sofort im Computer zu erfassen. Labortechnisch müssen ein Hypogonadismus und eine Hyperprolaktinämie ausgeschlossen werden. Das Ergebnis der Duplex-Sonographie erlaubt – falls nötig – eine gezielte weiterführende Diagnostik (Tab. 5) und erspart dem Patienten unnötige und eventuell invasive diagnostische Maßnahmen.

Literatur

[1] Lue, T. F., H. Hricak, K. W. Marich, E. A. Tanagho: Evaluation of vasculogenic impotence with high resolution ultrasonography and pulsed Doppler spectrum analysis. Radiology *155* (1985) 777.

[2] Müller, S. C., T. F. Lue: Evaluation of vasculogenic impotence. Urol. Clin. N. Amer. *15* (1988) 65.

[3] Lue, T. F., S. C. Müller, K. P. Jünemann et al.: Hämodynamische Veränderungen während der Erektion und funktionelle, klinische Diagnostik der penilen Gefäße mittels Ultraschall und gepulstem Doppler. Akt. Urol. *18* (1987) 115.

[4] Reiss, H. F.: Difficulties in Doppler auscultation of cavernous arteries of the penis. Urology 26 (1985) 222.

[5] Sharlip, I. D.: Further evidence that Doppler auscultation of the penis does not detect the central artery. J. Urol. *135* (1986) 234 A.

[6] Sidi, A., S. Cameron, M. Duffy, P. H. Lange: Intracavernous drug-induced erections in the management of male erectile dysfunktion: Experience with 100 patients. J. Urol. *135* (1986) 704.

[7] Stief, C. G., W. Bähren, H. Gall et al.: Schwellkörper-Autoinjektionstherapie (SKAT): Erste Erfahrungen bei erektiler Dysfunktion. Urologe A *25* (1986) 63.

Die Diagnostik des kavernös-venösen Okklusionsmechanismus (Pharmako-Kavernosometrie) und dessen radiologische Darstellung (Pharmako-Kavernosographie)

C. G. Stief, U. Koppermann, U. Wetterauer

Einleitung

In „de virorum organis inserventibus" beschreibt der Anatom Graaf 1668, daß die Perfusion der Arteriae iliacae eine penile Erektion induziert [2]. Newman und Mitarbeiter kamen 1964 aufgrund ähnlicher Untersuchungen zu der Annahme, daß nicht nur der arterielle Einstrom zum Erreichen einer Erektion wichtig sei, sondern daß die Verringerung des kavernösen Abstroms eine entscheidende Rolle bei der penilen Erektion spiele [4]. Diese Untersuchungen veranlaßten Virag 1978, die artefizielle Erektion durch direkte kavernöse Perfusion mit physiologischer Kochsalzlösung in die Diagnostik von Erektionsstörungen einzuführen [8]. Er schlug vor, die Corpora cavernosa mit ständig steigenden Flußraten zu perfundieren, bis ein intrakavernöser Druck von etwa 80 mm Hg erreicht werde. Virag postulierte, daß bei diesem intrakavernösen Druck von ca. 80 mm Hg eine kavernöse Okklusion einträte. Die niedrigste Flußrate zum Erhalt der Erektion wurde Erhaltungs- oder Maintenanceflow genannt und diente zur Quantifizierung des venösen Lecks. Nach Bestimmung dieses Maintenanceflows erfolgt die Perfusion der Schwellkörper bei konstantem intrakavernösem Druck von ca. 80 mm Hg mit Kontrastmittel. Die hierdurch erzielte Darstellung der abnorm drainierenden kavernösen Venen ist unabdingbare Voraussetzung zu venenchirurgischen Eingriffen.

1986 publizierte Lue die Durchführung der Kavernosometrie und -graphie nach der intrakavernösen Injektion von Papaverin [3]. Durch die zusätzlich erreichte Relaxation der kavernösen glatten Muskelzellen wird gleichzeitig eine Aktivierung der kavernösen Verschlußmechanismen erreicht und somit eine physiologischere Untersuchungssituation erzielt. Experimentelle Untersuchungen belegen, daß Pharmako-Kavernosometrie und -graphie geeignete Untersuchungsverfahren zur Diagnostik des kavernösen Abstroms sind [5, 6].

Funktionelle Anatomie

Im Vergleich zum flacciden Zustand beruht eine Erektion mit voller Rigidität hämodynamisch auf einem vermehrten arteriellen Einstrom, einer Relaxation der glatten kavernösen Muskulatur und einem reduzierten kavernös-venösen Abstrom. In der Rigiditätsphase führen die begrenzte Dehnbarkeit der Tunica albuginea und die Verzögerung des Blutabflusses zu intrakavernösen Drücken von über 80 mm Hg. Reflexogene Kontraktionen der Musculi ischiocavernosi führen zu intrakavernösen Druckspitzen von über 500 mm Hg.

Der venöse Abstrom der Corpora cavernosa erfolgt über drei verschiedene Venensysteme:

1. Über die Venae circumflexae, die sowohl im Corpus spongiosum als auch dem Corpus cavernosum als Fortsetzung der Venae perforantes entspringen und das Corpus cavernosum faßreifenförmig umlaufen. Diese drainieren hauptsächlich in die Vena dorsalis penis profunda, aber auch in die Venae dorsales penis superficiales, welche ihrerseits in die Vena saphena magna münden.
2. Über die Venae profundae penis (synonym Venae cavernosae), die an der medialen Oberseite der Crura penis entspringen und hauptsächlich in die Venae pudendae internae drainieren. Diese kommunizieren mit vier bis zehn Venae crurales, die im Bereich der Cruraspitze entspringen.
3. Über multiple kleinlumige Verbindungen zwischen den Schwellkörpern und dem Corpus spongiosum bzw. der Glans.

Während der Detumeszenz erfolgt der Abstrom der Corpora cavernosa über weit geöffnete Venolen in die oben beschriebenen Venensysteme, die ihrerseits in den vesikuloprostatischen Venenplexus, die Venae pudendae internae und die Venae saphenae magnae münden. In der Tumeszenz- und während der Rigiditätsphase werden durch die Relaxation der glatten kavernösen Sinus die subtunikalen Venenplexus komprimiert. Im Verein mit der gleichzeitig eintretenden Abscherung der Venae perforantes innerhalb der Tunica albuginea führt dies zu einer dramatischen Reduktion des kavernösen Abstroms. Neueste Untersuchungsergebnisse lassen vermuten, daß neben diesen beiden Verschlußmechanismen noch ein dritter, neurotransmitter-gesteuerter existiert. Aufgrund der Physiologie des kavernösen Verschlußmechanismus kann eine Untersuchung dessen nur erfolgen, nachdem eine Relaxation der glatten kavernösen Muskelzellen entweder durch entsprechende Medikation oder Stimulation induziert wurde.

Physiologischerweise ist der kavernöse Abstrom in pharmakologisch induzierter Erektion so gering (ungefähr 7 ml/min), daß eine Kontrastmitteldarstellung der ableitenden Venen kaum bzw. nicht erfolgt. Im Falle einer pathologischen Drainage der Corpora cavernosa zeigt sich eine deutliche Kontrastierung der pathologischen Venensysteme.

Durchführung der Pharmakokavernosometrie und -graphie

Um störende Einflüsse des Sympathikus möglichst gering zu halten bzw. zu vermeiden (z. B. durch Streß oder Angst des Patienten) [1], sollte diese invasive Untersuchung erst am Ende der Abklärung von Erektionsstörungen stehen. Erst wenn sich aufgrund der Anamnese, der SKAT-Testung sowie des penilen Dopplerbefundes der Anhalt für ein venöses Leck erhärtet hat, sollte die Kavernosometrie zur Sicherung der Diagnose und die Kavernosographie zur Identifikation des venösen Lecks durchgeführt werden. Zu diesem Zeitpunkt wird sich auch in der Mehrzahl der Fälle ein Vertrauensverhältnis zwischen Patient und behandelndem Arzt eingestellt haben, welches Voraussetzung für eine spannungsfreie Untersuchung ist. Ein erhöhter Sympathikotonus durch Angst oder Streß würde durch die konsekutive Kontraktion der glatten kavernösen Muskulatur zu falsch positiven kavernosometrischen und -graphischen Ergebnissen führen.

Im Bereich des proximalen Penisschafts wird das linke Corpus cavernosum ohne Lokalanästhesie zur späteren Perfusion und Kontrastmitteldarstellung lateral mit einer 19 G-Butterfly punktiert. Die intrakavernöse Druckmessung erfolgt mit Hilfe einer in Schaftmitte des rechten Corpus cavernosum eingebrachten 30,5 G-Einmalnadel, die an einen Druckaufnehmer angeschlossen ist. Zur Relaxation der glatten kavernösen Muskulatur werden 30 mg Papaverin und 1 mg Phentolamin intrakavernös über die liegende Butterfly-Kanüle appliziert. Nach 10 Minuten wird der Penis mit körperwarmer Kochsalzlösung perfundiert und diejenige Flußmenge bestimmt, die zum Erhalt einer Erektion mit einem intrakavernösen Druck von 80 mm Hg notwendig ist. Dieser Maintenance-Flow dient der Diagnose des venösen Lecks (Pharmakokavernosometrie).

Unter Aufrechterhaltung eines intrakavernösen Drucks von 80 mm Hg werden die Schwellkörper nun über die Butterfly-Kanüle mit nicht-ionischem Kontrastmittel perfundiert und der kavernös-venöse Abfluß in drei Projektionsebenen dargestellt:

1. AP, Penis über den rechten Oberschenkel schräg nach unten zeigend unter Vermeidung peno-ossärer Überlagerungen.
2. Halbseitlich, Patient um ca. 45 Grad um die Körperlängsachse gedreht, Einblendung auf den proximalen Schaft-Crura-Bereich.

3. AP, Kippung der Röntgenröhre um 15 Grad kranialwärts, Einblendung des Übergangs Peniswurzel-Crura (diese Projektion erleichtert die Beurteilbarkeit im Falle einer fraglichen pathologischen Drainage über die Venae cavernosae bzw. Venae crurales).

Zur Erniedrigung der gonadalen Strahlenbelastung empfiehlt sich die routinemäßige Verwendung einer Hodenschutzkapsel aus Bleigummi.

Nach Beendigung der Kavernosometrie und -graphie werden die Schwellkörper über die liegende Butterfly-Kanüle mit ca. 50 mg körperwarmer Kochsalzlösung perfundiert, um Schäden des kavernösen Endothels durch das hyperonkotische Kontrastmittel zu vermeiden. Nach Entfernen der Nadeln werden die Einstichstellen für mindestens 5 Minuten manuell komprimiert.

Ergebnisse und mögliche Nebenwirkungen

In einer kavernosometrischen Studie an Patienten mit kongenitaler Penisdeviation bei ansonsten völlig normalem Erektionsverhalten fanden sich nach medikamentös-kavernöser Relaxation Maintenance-Flußraten von 4 bis 14 ml/min. bei einem mittleren Erhaltungsfluß von 7 ml/min [7]. Kavernosographisch finden sich bei normal potenten Kontrollpersonen keine die Corpora cavernosa drainierenden Venen. Diese fehlende Darstellung der Schwellkörpervenen ist durch den geringen kavernös-venösen Abstrom nach medikamentös-kavernöser Relaxation zu erklären; hierdurch wird das aus den Schwellkörpern austretende Kontrastmittel im Blutstrom stark verdünnt und somit nicht mehr bzw. kaum mehr als röntgendicht darstellbar.

Aus operationstaktischer Sicht lassen sich vier verschiedene pathologische Drainagesysteme der Corpora cavernosa unterscheiden:

1. Über dorsale penile Venen zum Plexus vesiculo-prostaticus und zu den Venae pudendae internae; eine Sonderform bildet die ektope Schwellkörpervene mit Abstrom in die Vena saphena magna (Abb. 1a + b).
2. Über die Venae profundae penis (und ggf. über die Venae crurales) zu den Venae pudendae internae und teilweise zum Plexus vesiculoprostaticus (Abb. 2a + b).
3. Über nicht-okkludierte venöse Shunts zwischen den Schwellkörpern und dem Corpus spongiosum und/oder der Glans (Abb. 3).
4. Über posttraumatische oder iatrogene venöse Fisteln.

Bei 27% der Patienten traten im Anschluß an die kavernosographische Untersuchung kleine, intrakutan liegende Hämatome von einem Durchmesser

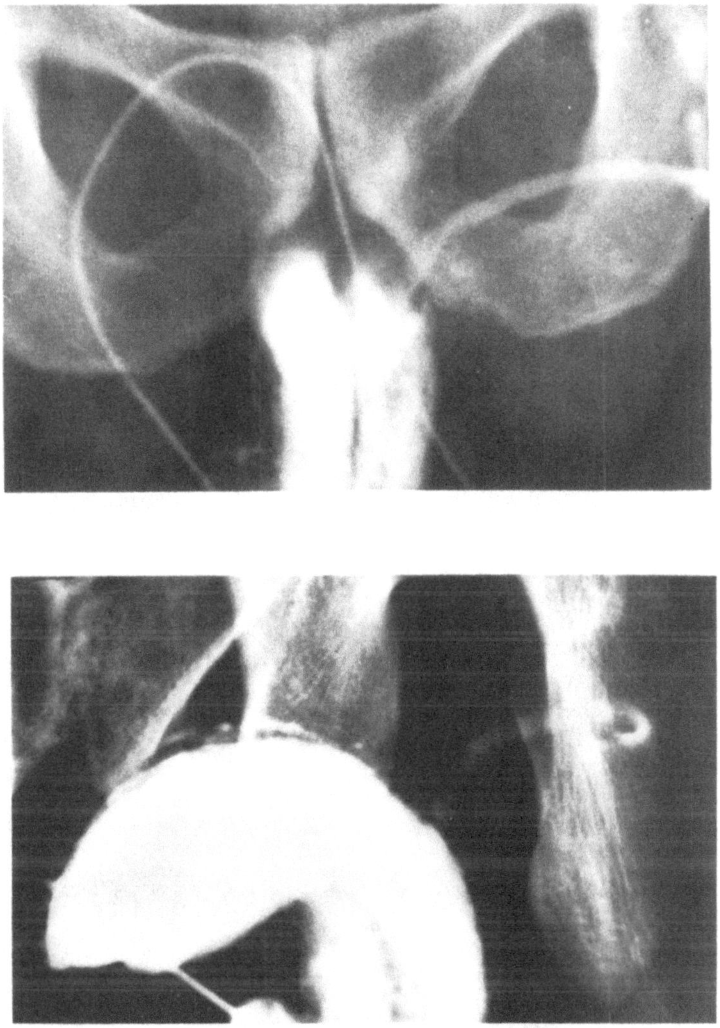

a

b

Abb. 1 a und b Drainagesystem der Corpora cavernosa über dorsale penile Venen zum Plexus vesiculo-prostaticus und zu den Venae pudendae internae.

von weniger als 5 mm auf, welche sich spontan und folgenlos resorbierten. In derselben Untersuchungsserie entwickelten sich bei ca. 1,5% der Patienten ausgeprägte subkutane Ödeme; sie traten entweder durch eine Dislokation der 19-G-Butterfly-Kanüle während der Kochsalzperfusion oder während der Kontrastmittelperfusion auf. Diese subkutanen Ödeme resorbierten sich ebenfalls folgenlos, ohne eine weitere Therapie zu erfordern.

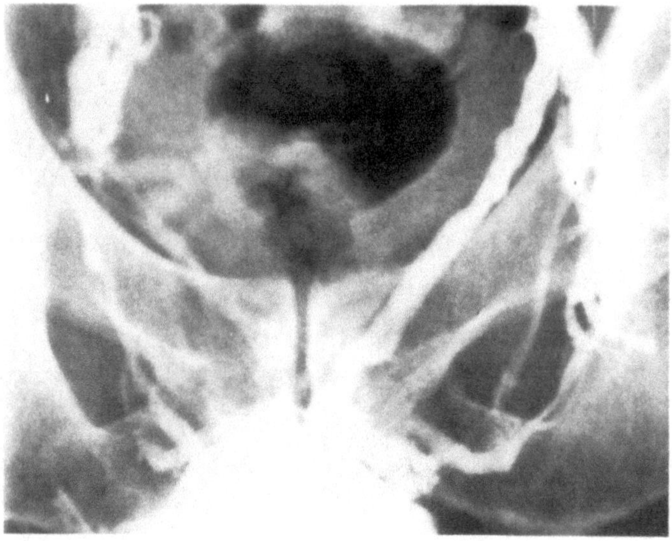

a

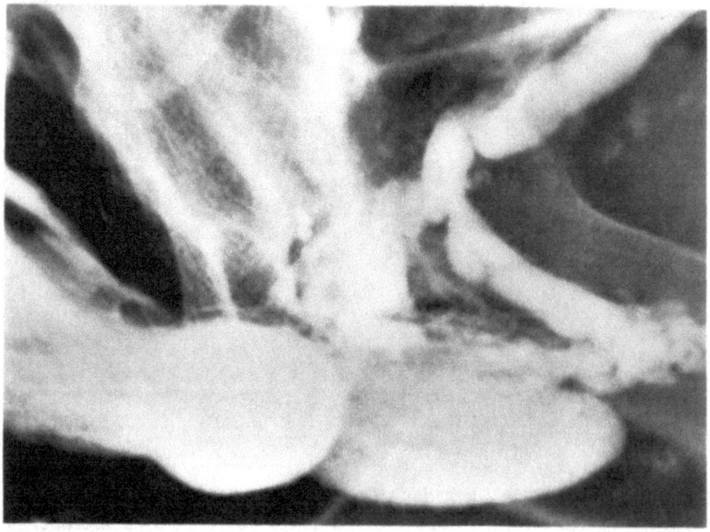

b

Abb. 2a und b Drainagesystem der Corpora cavernosa über die Venae profundae penis zu den Venae pudendae internae und teilweise zum Plexus vesiculoprostaticus.

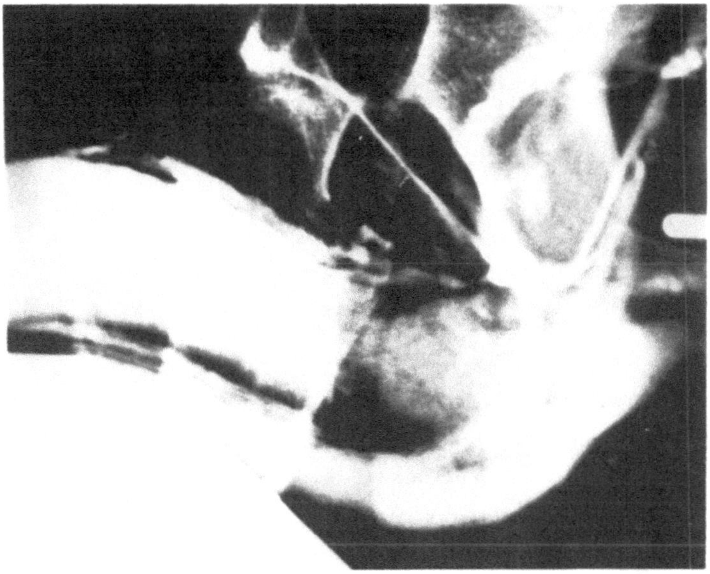

Abb. 3 Drainagesystem der Corpora cavernosa über nicht-okkludierte venöse Shunts zwischen den Schwellkörpern und dem Corpus spongiosum und/oder der Glans.

Literatur

[1] Bénard, F., C. G. Stief, W. Diederichs et al.: The effect of epinephrine on erection. J. Urol. *141* (1989) 439 A.

[2] Graaf, R.: De virorum organis inserventibus. Genf, Leiden 1668.

[3] Lue, T. F., H. Hricak, R. A. Schmidt, E. A. Tanagho: Functional evaluation of penile veins by cavernosography in papaverine-induced erection. J. Urol. *135* (1986) 479.

[4] Newman, H. F., J. D. Northup, J. Devlin: Mechanism of human penile erection. Invest. Urol. *1* (1964) 350.

[5] Stief, C. G., F. Bénard, W. Diederichs et al.: The rationale for pharmacologic cavernosography. J. Urol. *140* (1988) 1564.

[6] Stief, C. G., W. Diederichs, F. Bénard et al.: The diagnosis of venogenic impotence. J. Urol. *140* (1988) 1561.

[7] Stief, C. G., U. Wetterauer, H. Sommerkamp: Intraindividual diverging findings in dynamic and pharmacologic cavernosographies. Br. J. Urol. 64 (1989) 93.

[8] Virag, R., M. Legman, G. Zwang, H. Dermange: L'utilisation de l'érection passive dans l'exploration de l'impuissance d'origine vasculaire. Contraception, Fertilité, Sexualité *7* (1978) 707.

Intrakavernöse Pharmakotherapie

Ein kurzer historischer Abriß über die Entwicklung der vasoaktiven Substanzen in Diagnostik und Therapie der erektilen Dysfunktion

C. G. Stief

1974 veröffentlichten Klinge und Sjöstrand aus Skandinavien ihre ausführlichen in vitro-Arbeiten über Kontraktion und Relaxation des Musculus retractor penis sowie der kavernösen Arterie. Sie studierten das Verhalten dieser beiden Gewebe nach Gabe der verschiedensten Neurotransmitter bzw. Neuromodulatoren, wie z. B. Acetylcholin, Noradrenalin, Dopamin, Histamin, Substanz P, Prostaglandin und vielen anderen [4]. Weitere in vivo-Studien beschäftigten sich insbesondere mit der Rolle des klassischen postganglionär/parasympathischen Neurotransmitters Acetylcholin bei der Erektion. Obwohl die verschiedenen Forschergruppen denselben Versuchsaufbau benutzten, wurden völlig verschiedene Ergebnisse gefunden (7, 2, 5).

Der amerikanische Chirurg De la Torre erhielt 1978 das amerikanische Patent zuerteilt, welches jegliche Form von intrakavernöser Applikation vasoaktiver Substanzen einschließlich Neurotransmitter zur Behandlung von Erektionsstörungen schützt [3]. In Unkenntnis der Schwellkörperanatomie, insbesondere des unvollständigen Septums, schlug De la Torre ein Injektionssystem vor, welches über zwei Nadeln in jedes Corpus cavernosum eine parallele Injektion erlaubt. Einem breiten Publikum wurde die intrakavernöse Injektion vasoaktiver Substanzen in der Behandlung von Erektionsstörungen jedoch erst durch die Veröffentlichung von Virag 1982 bekannt [8]. Hier beschrieb er die zyklische intrakavernöse Applikation von Papaverin, in deren Folge dann die Schwellkörper mit Kochsalz über einen gewissen Zeitraum perfundiert wurden. Diese in einem Abstand von ein bis drei Monaten wiederholten Injektionen mit anschließender Perfusion sollen bei ca. 40% der Patienten eine Wiedergewinnung der Erektionsfähigkeit erzielt haben. Den endgültigen Durchbruch der Autoinjektionstherapie zur Behandlung der erektilen Dysfunktion bewirkte die Veröffentlichung von Brindley 1983 [1]. Er beschrieb als erster die bedarfsabhängige intrakavernöse Injektion – in diesem Falle eines Alpha-Rezeptorenblockers – zur Induktion von Erektionen. Brindley wandte den irreversiblen Alpha-Rezeptorenblocker Phenoxybenzamin an, dessen Anwendung in einem hohem Prozentsatz der Patienten zu prolongierten

Erektionen bis zu über 24 Stunden führte. Als logische Konsequenz schlug er auch als erster die medikamentöse Therapie dieser prolongierten Erektionen vor. Er empfahl die intrakavernöse Injektion von 0,4 mg des Alpha-Mimetikums Metaraminol, was bei seinen Patienten in jedem Falle zum Erfolg führte. Eine breite Anwendung der Schwellkörper-Autoinjektionstherapie wurde durch Zorgniotti und LeFleur initiiert, die 1985 an einem relativ großen Patientengut die Kombination von Papaverin und Phentolamin (reversibler Alpha-Rezeptorenblocker) applizierten [9]. Die Kombination dieser synergistisch wirkenden Medikation wurde in der Folgezeit von vielen klinischen Forschergruppen der Monotherapie mit Papaverin vorgezogen. 1986 publizierte der japanische Urologe Ischii erstmals die intrakavernöse Injektion von Prostaglandin E1 zur Induktion von Erektionen [6].

Die diagnostische Anwendung vasoaktiver Substanzen in der Abklärung von Erektionsstörungen geht auf den tschechischen Urologen Michal zurück. In der präoperativen Phallo-Angiographie zur Vorbereitung der von ihm inaugurierten Revaskularisationsoperationen führte er 1979 die Pharmako-Angiographie ein. Hierzu injizierte er vor Durchführung der Angiographie Papaverin intrakavernös und schlug dann die Durchführung der Angiographie im Stadium der Tumeszenz vor. Die ersten funktionellen Doppleruntersuchungen, d. h. die dopplersonographische Untersuchung der Arteria profunda penis nach intrakavernöser Injektion von vasoaktiven Substanzen, geht auf den dänischen Urologen Metz sowie den französischen Gefäßchirurgen Virag 1981 zurück. Als bislang zeitlich letzte Untersuchung wurden vasoaktive Substanzen 1986 in der Kavernosographie eingesetzt [10]. Die funktionelle Untersuchung zur Bestimmung der kavernösen Drainagekapazität geht auf Lue zurück, der empfahl, anstatt der dynamischen Kavernosometrie (artefizielle Erektion durch Kochsalzperfusion) diese nach intrakavernöser Applikation vasoaktiver Substanzen durchzuführen.

Literatur

[1] Brindley, G. S.: Cavernosal alpha-blockade: A new technique for investigating and treating erectile impotence. Brit. J. Psychiat. *143* (1983) 332.

[2] Carati, C. J., R. G. Goldie, A. Warton et al.: Pharmacology of the erectile tissue of the canine penis. Pharm. Res. Commun. *17* (1985) 951.

[3] De la Torre, U. S. Pat. No. 4.127118 (1978).

[4] Klinge, E., H. O. Sjöstrand: Contraction and relaxation of the retractor penis muscle and the penile artery of the bull. Acta Phys Scand. *420* (1974). Suppl.

[5] Klinge, E., N. O. Sjöstrand: Comparative study of some isolated mammalian smooth muscle effectors of penile erection. Acta Physiol. Scand. *100* (1977) 354.

[6] Ishii, N., H. Watanabe, C. Irisawa et al.: Studies on male sexual impotence. Jap. J. Urol. *77* (1986) 954.
[7] McConnell, J., G. S. Benson, J. Wood: Autonomic innervation of the mammalian penis: A histochemical and physiological study. J. Neurol. Transm. *45* (1975) 227.
[8] Virag, R.: Intracavernous injection of papaverine for erectile failure. Letter to the Editor. Lancet *2* (1982) 938.
[9] Zorgniotti, A. W., R. S. LeFleur: Auto-injection of the corpus cavernosum with a vasoactive drug combination for vasculogenic impotence. J. Urol. *133* (1985) 39.
[10] Lue, T. F., H. Hricak, R. A. Schmidt, E. A. Tanagho: Functional evaluation of penile veins by cavernosography in papaverine-induced erection. J. Urol. *135* (1986) 479.

Schwellkörper-Autoinjektionstherapie mit Papaverin-Monosubstanz – eine mittelfristige Verlaufsbeobachtung

J. Rudnick, W. Weidner

Studiendesign

Seit 1985 wurden im Rahmen der Impotenzsprechstunde an der Urologischen Universitäts-Klinik in Gießen 560 Patienten mit einem Durchschnittsalter von 49 Jahren (20 bis 70 Jahre) einer interdisziplinären Abklärung unterzogen. Dabei konnten insgesamt 126 Patienten nach ausführlicher Aufklärung und Hinweis auf mögliche Risiken und Komplikationen, insbesondere unter Berücksichtigung der Langzeitnebenwirkungen in das Schwellkörper-Autoinjektionsprogramm mit Papaverin-Monosubstanz aufgenommen werden. Bis zum Mai 1989 wurden 5127 Autoinjektionen protokolliert (s. Tab. 1 und 2).

Tabelle 1 SKAT mit Papaverin-Monosubstanz

Gesamtzahl der Patienten:	126	(5 127 Injektionen)
Drop out:	26	(47 Injektionen)
Weiterbehandlung durch Hausarzt:	4	(109 Injektionen)
Erektionsfähig ohne SKAT:	3	(36 Injektionen)
Prothese:	3	(72 Injektionen)
	90	4 863

Tabelle 2 SKAT mit Papaverin-Monosubstanz

Zeitraum:	6/86 – 5/89
Zahl der Patienten:	90 (49: 24 – 68 Jahre)
Zahl der Injektionen:	4 863

Ein Dropout wurde bei 26 Patienten mit insgesamt 47 Autoinjektionen registriert. Eine Weiterbehandlung durch den Hausarzt bzw. niedergelassenen Urologen erfolgte in 4 weiteren Fällen mit bisher insgesamt 109 protokollierten Autoinjektionen. 3 Patienten sind mittlerweile ohne Schwellkörper-Autoinjektionstherapie (SKAT) erektionsfähig. Hier wurden 36 Injektionen registriert. Weitere 3 Patienten wurden nach insgesamt 72 Autoinjektionen prothetisch versorgt, davon 1 Patient mit einer Schwellkörperfibrose, die beiden anderen Patienten wegen mangelnder Injektionstechnik oder Akzeptanz der Schwellkörper-Autoinjektionstherapie (Tab. 1).

So konten im Zeitraum von Juni 1986 bis zum Mai 1989 90 Patienten mit einem Durchschnittsalter von 49 Jahren (24–68 Jahre) in das Langzeit-Schwellkörper-Autoinjektionsprogramm aufgenommen werden. Die Zahl der ausgewerteten protokollierten Autoinjektionen beträgt bis zum o. g. Zeitpunkt 4863 Injektionen (Tab. 2). Der mittlere Beobachtungszeitraum für diese 90 Patienten liegt bei 23 Monaten (2–47 Monate), die dabei ermittelte gesamte mittlere Papaverin-Dosis beträgt 42 mg (10–85 mg) (Tab. 3).

Tabelle 3 SKAT mit Papaverin-Monosubstanz

Beobachtungszeitraum:	23 (2–47) Monate
Gesamte mittlere Papaverin-Dosis:	42 (10–85) mg

Schlüsselt man die Diagnosen der 90 Männer im SKAT-Programm anhand der Ergebnisse der interdisziplinären Abklärung auf, so ergibt sich folgende Faktorenanalyse (s. Abb. 1): 74mal wurde eine arterielle Ursache bzw. Mitursache der erektilen Dysfunktion registriert, wobei 15 Patienten einen rein arteriellen Faktor aufwiesen. Bei 50 Patienten fand sich ein psychogener Faktor, 5mal wurde hier eine rein psychogene Impotenz (kein organisches,

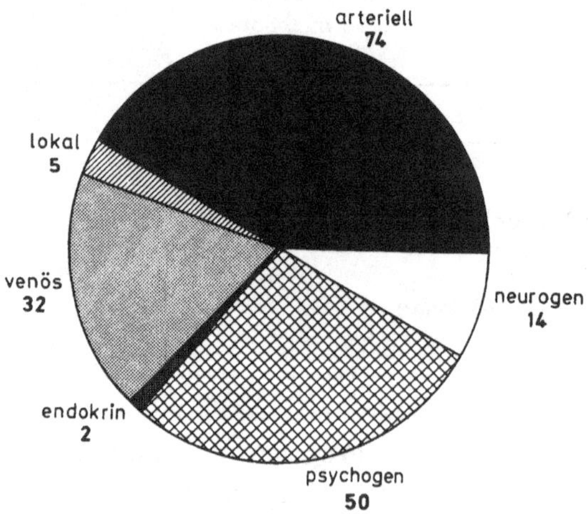

Abb. 1 SKAT mit Papaverin-Monosubstanz, Faktorenanalyse.

endokrinologisches oder neurophysiologisches Korrelat) diagnostiziert. Bei weiteren 32 Patienten fand sich eine venöse Insuffizienz als Kofaktor. Hier wurde bei 2 Patienten ein alleiniger Leakage-Faktor als Ursache der erektilen Dysfunktion gefunden, wobei die venöse Insuffizienz nach pharmakologischer Provokation mit Papaverin-Monosubstanz überspielt werden konnte. 14mal fand sich eine neurogene Mitursache der erektilen Dysfunktion, bei weiteren 2 Patienten ein zusätzlicher endokrinologischer Faktor. Bei insgesamt 5 Patienten stand zusätzlich ein lokaler Faktor im Sinne einer genuinen Penisdeviation, die zu einer erschwerten Immissio penis führte, jedoch noch keinen operationswürdigen Befund (Deviation < 30°) ergab.

Aus dieser Faktorenanalyse geht deutlich hervor, daß es sich bei der erektilen Dysfunktion um eine multifaktorielle Ätiologie handelt. Um hinsichtlich der benötigten Papaverinmenge sowie der Erektionsdauer auswertbare statistische Parameter herausarbeiten zu können, haben wir im folgenden eine Subsumierung der zuvor aufgezeigten Ursachen der erektilen Dysfunktion vorgenommen. Bekannterweise haben lediglich die vaskulären Faktoren arteriell und venös bzw. gemischt-arteriell venös einen entscheidenden Einfluß auf die o. g. Kriterien (Papaverin-Dosis und Erektionsdauer). Somit ergibt sich folgende Faktorenanalyse (Tab. 4), die im weiteren dann zur statistischen Auswertung herangezogen wurde:

Tabelle 4 SKAT mit Papaverin-Monosubstanz – Faktorenanalyse

Arteriell	Arteriell-Venös	Psychogen
48	32	10

Bei 48 Männern wurde ein überwiegend arteriell vaskuläres Geschehen für die erektile Dysfunktion verantwortlich gemacht. Bei weiteren 32 Patienten eine gemischt vaskuläre Ursache mit einem arteriell-venösen Faktor. Unter der Gruppe „psychogen“ befinden sich die Patienten mit einer rein psychogenen Impotenz, die nach Zustimmung des betreuenden Sexualmediziners in das Schwellkörper-Autoinjektionsprogramm im Sinne einer unterstützenden Therapie aufgenommen wurden. Des weiteren finden sich hier 5 Patienten mit einer gemischt psychogen-neurogenen Ursache.

Statistik

Die Datenerhebung wurde mittels standardisierter Erfassungsbögen durchgeführt. Die erfaßten Daten wurden jeweils kontrolliert und korrigiert. Daraufhin erfolgte eine Auswertung der relativen und absoluten Häufigkeiten sowie die Erstellung von Mehrfeldertafeln. Zur Darstellung der zentralen Tendenzen wurden statt Mittelwert und Streuung die Schematic Plots (Box-Whiskers nach Tukey bzw. McNeill) gewählt. Der Median ist somit der mittlere Wert. Die Bereichsgrenzen der mittleren 80% bestimmen die sogenannte Box, während die Whiskers 100% aller Meßwerte mit dem jeweiligen Minimum und Maximum umfassen.

Dieser Darstellung ist der Vorzug gegenüber den landläufigen zu geben, da sie unabhängig gegen extreme Verteilung ist. Zur Prüfung der Unterschiede zwischen 2 Stichproben wurden die nicht parametrischen Verfahren Mann-Whitney-U-Test für unabhängige bzw. der Wilcoxon-Test für unabhängige Stichproben herangezogen.

Ergebnisse

Analysiert man diese 3 Patientengruppen hinsichtlich ihrer Papaverin-Dosis, so ergeben sich signifikante Unterschiede zwischen den Gruppen mit einer Irrtumswahrscheinlichkeit $p < 0{,}05$ (Abb. 2). Die Erektionsdauer ist entsprechend aufgeschlüsselt. Die in Abb. 3 dargestellten Parameter der Erektionsdauer (Zeit in Minuten) zeigen ebenfall statistisch signifikante Unterschiede zwischen der rein psychogenen und gemischt arteriell-venösen Patientengruppe. Desgleichen finden sich auch signifikante Unterschiede zwischen den Patienten mit einem arteriellen Faktor gegenüber der Patientengruppe mit einem gemischten vaskulären Faktor. Erstaunlicherweise ist ein Unterschied zwischen der rein psychogenen Gruppe im Vergleich zu der Patientengruppe mit einer arteriellen Ursache der erektilen Dysfunktion nicht gegeben. Dies

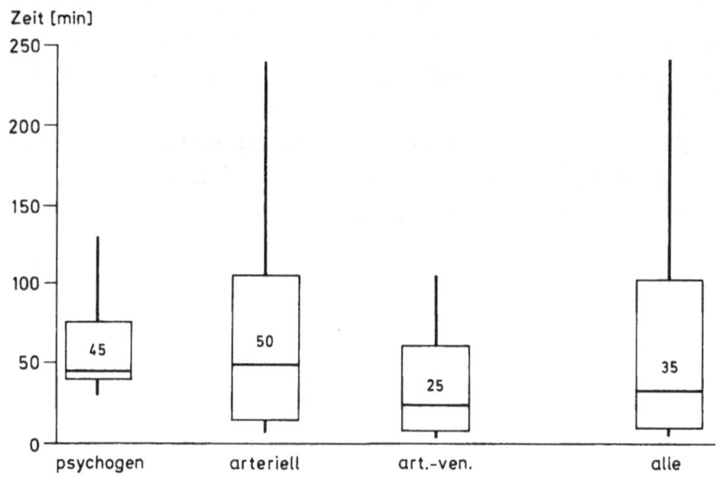

Abb. 2

ist sicherlich damit zu begründen, daß Patienten mit einem rein psychogenen (oder auch neurogenen Faktor) zur Vermeidung von prolongierten Erektionen besonders zurückhaltend hinsichtlich der Dosierung eingestellt werden, so daß sich dann annähernd gleiche Zeiten für die Erektionsdauer ergeben.

Die Nebenwirkungen im SKAT-Langzeitprogramm mit Papaverinmonosubstanz müssen als gering bezeichnet werden (Tab. 5). Dabei fanden sich bei 90 Patienten 7 prolongierte Erektionen (7,8%). Bezogen auf die Gesamtinjektionszahl ergibt das 0,14% Komplikationen durch Dauererektion (s. Tab. 5). Bei insgesamt 2 Patienten war eine Doppelinjektion nach vorheriger Fehlinjektion vorgenommen worden. Zwei Patienten erhöhten ohne Rücksprache mit dem behandelnden Arzt die Dosierung. Alle Patienten mit einer prolongierten Erektion wurden nach nochmaliger Testung im ambulanten Bereich dosisoptimiert neu eingestellt.

Bei insgesamt 3 Patienten wurde eine Schwellkörperverfestigung (Fibrose?) festgestellt. Ein Patient dieser Gruppe wurde mittlerweile mit einer semirigiden

Tabelle 5 SKAT mit Papaverin-Monosubstanz – Nebenwirkungen

Prolongierte Erektionen	7/90	(7,80%)
	7/4 863	(0,14%)
Fibrosen	3/90	(3,30%)
	3/4 863	(0,06%)
Hämatome	139/4 863	(2,80%)

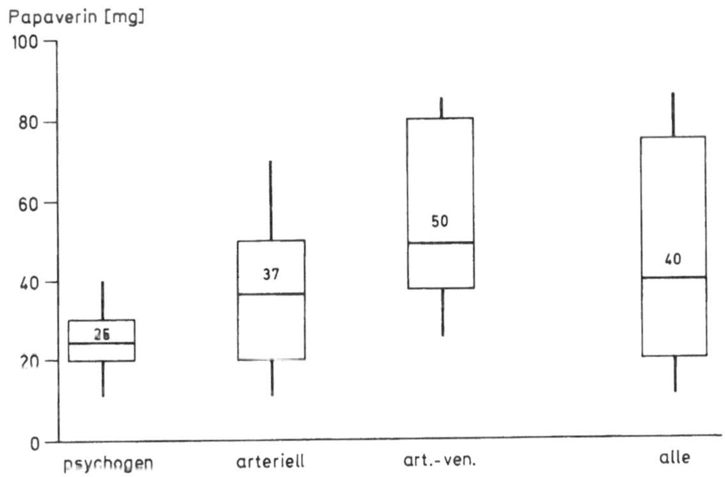

Abb. 3

Abb. 2 und 3 Darstellung von Medianwert, 10 bzw. 90 Perzentilengrenze, Minimum und Maximum (s. auch Statistikteil).

Penisprothese versorgt. Bei den übrigen beiden Patienten handelt es sich im eigentlichen Sinne um keine Fibrose, sondern lediglich um Schwellkörperverdichtungen, die sowohl palpatorisch als auch sonographisch auffielen. Retrospektiv stellte sich bei einem der Patienten heraus, daß die Injektion immer an die gleiche Stelle erfolgte. Nach Wechsel des Injektionsortes konnte bei der nächsten Kontrolluntersuchung nach 6 Wochen palpatorisch und auch sonographisch der Nachweis einer Schwellkörperverdichtung nicht mehr geführt werden. Bei dem anderen Patienten fanden sich sonographisch die besagten Schwellkörperverdichtungen bei entsprechenden Kontrolluntersuchungen jeweils an unterschiedlichen Stellen. Hier ist zu vermuten, daß diese sonographischen Verdichtungen traumatisch durch kleine Hämatome bzw. mangelnde Kompression nach der Injektion hervorgerufen wurden. Hämatome wurden insgesamt 139mal von den Patienten angegeben. Hierbei handelt es sich jeweils um oberflächliche schmerzlose Hämatome. Bezogen auf die Gesamtinjektionszahl von 4863 beträgt diese Komplikationsrate nur 2,8%.

Aufgrund unserer Erfahrungen kann zusammenfassend festgestellt werden, daß bei optimaler Patientenselektion und optimierter Dosisfindung eine hervorragende Akzeptanz seitens der Patienten besteht. Es kommt dabei zu einer Normalisierung des Erektionsverhaltens bei minimalen Nebenwirkungen.

Die intrakavernöse Pharmakotherapie mit der Kombination von Papaverin und Phentolamin

U. Wetterauer

Zorgniotti und Lefleur [22] beschrieben als erste die Anwendung einer Kombination von Papaverin und Phentolamin zur Therapie der erektilen Dysfunktion. Durch die Arbeiten von Virag [18, 19] hat sich in Frankreich bis heute die Anwendung von Papaverin als Monosubstanz weitgehend durchgesetzt. Durch wiederholte Injektionen von Papaverin mit anschließender Perfusion des Schwellkörpers mit physiologischer Kochsalzlösung beobachtete Virag [18] in einem hohen Prozentsatz eine Wiedergewinnung der erektilen Funktion. Systematische Untersuchungen mit intrakavernöser Injektion verschiedener Alpha-Rezeptorenblocker und anderer gefäßwirksamer Substanzen unternahm Brindley [4, 5], teils im Selbstversuch. Es zeigte sich, daß einerseits Papaverin und andererseits die Alpha-Rezeptorenblocker Phentolamin und Phenoxybenzamin zu den wirkungsvollsten Substanzen zählen, um eine Erektion auszulösen. Da Phenoxybenzamin als alkylierende Substanz irreversibel den Rezeptor zerstört und daher eine unerwünscht lange Wirkungsdauer hat, wird heute das deutlich kürzer wirksame Phentolamin bevorzugt. Mit Phentolamin allein gelingt es nur in Ausnahmefällen, eine volle Rigidität zu erreichen [3].

Die Arbeitsgruppe um Altwein verwendete als erste die von Zorgniotti und Lefleur angegebene Kombination von Papaverin und Phentolamin im deutschsprachigen Raum [15, 1]. In der Folgezeit konnte bei der Anwendung dieser Mischung bei einer gleichzeitigen subtilen multidisziplinären Diagnostik aufgezeigt werden, daß die Dosis der benötigten vasoaktiven Substanzen zur Induktion einer vollen Erektion eine sehr gute Korrelation mit der Ätiologie der Störung zeigt.

Jeder, der mit vasoaktiven Substanzen arbeitet und sowohl Papaverin als Monosubstanz als auch die Kombination von Papaverin und Phentolamin bei Patienten testete, bekam bald den subjektiven Eindruck, daß die Kombination hinsichtlich der Wirksamkeit der alleinigen Papaverin-Injektion überlegen ist. Insbesondere bei schweren arteriellen Durchblutungsstörungen des Penis, evtl. noch kombiniert mit einer kavernösen oder venösen Insuffizienz, hat sich gezeigt, daß Papaverin allein nur eine unzureichende Wirkung besitzt bzw. sehr hohe Papaverin-Dosen erfordert, die dann wiederum systemische Nebenwirkungen haben können. Im folgenden soll kurz der theoretische Hintergrund aufgezeigt werden, der zur Kombination von Papaverin mit einem Alpha-Rezeptorenblocker führte.

Papaverin ist ein Opiumalkaloid aus Papaver somniferum und greift direkt an der glatten Muskelzelle an. Es hemmt dort die Phosphodiesterase und bewirkt durch eine Anhäufung von zyklischem AMP eine Relaxation der glatten Muskulatur. In früheren Jahrzehnten wurde Papaverin zur Blutdrucksenkung eingesetzt, wobei täglich bis zu 2 × 100 mg intravenös injiziert wurden. Wegen der sehr kurzen Halbwertszeit hat es jedoch heute in der Therapie des Bluthochdrucks keinen Stellenwert mehr.

Entscheidend für das Zustandekommen einer Erektion sind nach neueren experimentellen Untersuchungen [20, 10, 8] hämodynamische Veränderungen im Schwellkörper. Die Erektion wird eingeleitet durch eine Relaxation der glatten Muskulatur der Sinusoide. Anschließend kann durch eine Dilatation der Arterien und Arteriolen Blut einströmen, um die Sinusoide zu füllen (Tab. 1). In diesem Stadium beobachtet man eine Tumeszenz. Die Rigidität des Penis wird erreicht durch eine Drosselung des venösen Abflusses, die durch eine passive Abscherung der Schwellkörpervenen im Bereich des subalbuginealen Venenplexus erfolgt. Gleichzeitig kommt es zu einem Verschluß der arteriovenösen Shunts. In dieser Phase der Rigidität ist gegenüber der Induktion einer Erektion mit einem Blutdurchfluß von 80 bis 120 ml/Min. jetzt nur noch ein geringer Blutdurchfluß von 20 bis 40 ml/Min. notwendig. Papaverin greift in diesen Mechanismus an zwei Stellen ein: Einerseits kommt es durch die Wirkung auf die glatte Muskulatur der Sinusoide zu einer Relaxation der im Ruhezustand kontrahierten Schwellkörpermuskulatur, andererseits werden die zuführenden Arterien dilatiert, um den erhöhten Bluteinstrom zu bewerkstelligen.

Tabelle 1 Physiologie der Erektion

Relaxation der Sinusoide
Dilatation der Arterien
Drosselung des venösen Abflusses
Verschluß der arteriovenösen Shunts

Wie Brindley im Selbstversuch auf dem Urologenkongreß in Las Vegas eindrucksvoll zeigte, eignet sich nicht nur Papaverin, sondern auch ein Alpha-Rezeptorenblocker zur Auslösung einer Erektion. Bereits 1983 stellte van Arsdalen [17] eine hohe Dichte von Alpha-Rezeptoren im menschlichen Schwellkörper fest. Er schloß hieraus, daß die Schwellkörperarterien im Ruhezustand unter einer chronischen sympathisch vermittelten Vasokonstriktion stehen. Es ist bekannt, daß z. B. plötzlich einsetzender Streß eine Erektion verhindert bzw. abbricht. Tierexperimentell konnte nachgewiesen werden, daß sowohl eine systemische Adrenalin-Gabe als auch eine elektrische Sympathikus-Stimulation die Auslösung einer Erektion verhindert bzw. erschwert [2]. Diese Wirkung kann im Schwellkörpergewebe durch Alpha-Rezeptorenblokker neutralisiert werden [6].

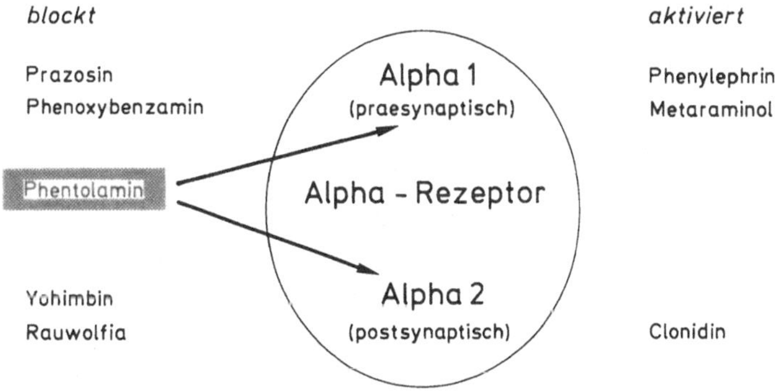

Abb. 1 Pharmaka, die über Alpha-Rezeptoren die Erektion beeinflussen.

Die Kombination von Papaverin und Phentolamin hat also zwei Angriffspunkte: Eine direkte Wirkung von Papaverin auf die glatte Muskelzelle und eine Ausschaltung hemmender Sympathikuseinflüsse durch den Alpha-Rezeptorenblocker. Hieraus resultiert, wie ich später zeigen werde, nicht nur eine additive, sondern eine potenzierende Wirkung beider Substanzen. Abb. 1 zeigt eine Auswahl von Pharmaka, die über Alpha-Rezeptoren die Erektion beeinflussen können. Es ist bekannt, daß im Schwellkörper und insbesondere in den Rankenarterien des Schwellkörpers vornehmlich Alpha-1-Rezeptoren angetroffen werden, wie verschiedene pharmakologische Studien beweisen. Aus dieser Sicht wären Prazosin und Phenoxybenzamin ideale Pharmaka zur Erektionsauslösung. Phenoxybenzamin ist eine alkylierende Substanz und zerstört irreversibel den Rezeptor. Hieraus erklärt sich auch die lange Wirkungsdauer. Zur klinischen Anwendung bei Erektionsstörungen eignet sich diese Substanz jedoch nicht; zudem hat sie ein kanzerogenes Potential, was sich daran zeigt, daß im Tierversuch bei Ratten Sarkome erzeugt werden konnten. Prazosin (Minipress®) wirkt zwar selektiv auf Alpha-1-Rezeptoren, hat jedoch eine relativ lange Halbwertszeit. Phentolamin (Regitin®) hat eine Plasmahalbwertszeit von 2,5 Minuten und wurde früher als blutdrucksenkendes Mittel verwendet. Es wirkt zwar nicht spezifisch auf Alpha-1-Rezeptoren, scheint aber aufgrund der kurzen Wirkdauer zur Auslösung einer Erektion unter den hier genannten Pharmaka das geeignetste zu sein. Yohimbin wirkt ausschließlich auf Alpha-2-Rezeptoren, weshalb dieses Präparat auch bei der klinischen Anwendung nahezu wirkungslos ist.

Alpha-Rezeptor-Stimulantien sind Phenylephrin und Metaraminol, die beide therapeutisch zum Abbruch prolongierter Erektionen angewendet werden.

Vor diesem theoretischen Hintergrund wurde die Kombination von Papaverin mit einem Alphablocker in die klinische Therapie eingeführt. In vitro-Versuche mit menschlichem Schwellkörpergewebe [7, 11, 12] zeigten eine additive bzw. potenzierende Wirkung der Kombination von Papaverin und Phentolamin.

Aber nicht nur eine bessere Wirkung der Kombination, sondern auch schwerwiegende Nebenwirkungen sprechen gegen die Anwendung von Papaverin als Monosubstanz. In einer toxikologischen Studie [13] wurden bei 15 Affen tägliche intrakavernöse Injektionen von Papaverin, dem Papaverin/Phentolamin-Gemisch und Kochsalz als Placebo im Vergleich durchgeführt. Bei der Sektion zeigten sich in der Papaverin-Gruppe ausgedehnte Fibrosen und lokale Ulzerationen, die häufig zum Abbruch der Injektionsserie führten. Diese Veränderungen waren bei der Kombination deutlich geringer. Eine weitere Studie an Affen, die in San Francisco durchgeführt wurde und im Beitrag von Herrn Müller noch erwähnt wird, zeigte ähnliche Ergebnisse. Papaverin besitzt also eine hohe Potenz, Fibrosen im kavernösen Gewebe auszulösen. Dies ist sicherlich nicht allein auf das Nadeltrauma zurückzuführen, da in der Placebo-Gruppe mit täglichen Injektionen von Kochsalz keine ausgeprägten Fibrosen gefunden werden. Es ist also eine Wirkung des Medikaments Papaverin selbst bzw. eine Folge des sauren pH-Wertes. Es zeigte sich ebenfalls, daß diese Fibrosierung dosisabhängig ist. Es ist deshalb das Ziel für die Anwendung beim Menschen, die Papaverin-Dosis möglichst gering zu halten.

In einer Studie bei 37 Patienten haben wir an der Freiburger Klinik im intraindividuellen Vergleich Papaverin gegen die Kombination aus Papaverin und Phentolamin und gegen Phentolamin allein getestet. Der Anteil der Patienten mit venösem Leck (nachgewiesen in der Pharmako-Kavernosographie) war in dieser Gruppe mit 18 Patienten relativ hoch. Einen pathologischen Dopplerbefund der tiefen Penisarterien zeigten 19 der 37 Patienten. Als Präparate wurden für die Kombination die übliche Mischung von 15 mg/ml Papaverin und 0,5 mg/ml Phentolamin verwendet. Hiermit verglichen wurden die Monosubstanzen 15 mg/ml Papaverin und 0,5 mg/ml Phentolamin (Tab. 2). Bei dieser Untersuchung wurde folgendermaßen vorgegangen (Tab. 3): Nach der Eingangsuntersuchung und Auswahl der Patienten, die für diese Studie in Frage kamen, erfolgte zunächst die Dosisermittlung für die Kombination von Papaverin und Phentolamin. Hierbei wurde von einer Dosis von 0,25 ml ausgegangen, die jeweils bis zur Auslösung einer vollen Erektion

Tabelle 2 Intrakavernös applizierte Präparate für die Vergleichsstudie

Kombination:	15 mg/ml Papverin-HCl 0,5 mg/ml Phentolamin-Mesylat
Papaverin:	15 mg/ml Papaverin-HCl
Phentolamin:	0,5 mg/ml Phentolamin-Mesylat

Tabelle 3 Untersuchungsablauf zur Pharmakotherapie mit Papaverin und Phentolamin im intraindividuellen Vergleich

Eingangsuntersuchung

↓

Dosisermittlung für die Kombination
(0,25 – 2 ml)

↓

Dosisermittlung für Papaverin
(0,25 – 5,3 ml; 7,5 – 80 mg)

↓

Injektion von Phentolamin
(2 ml; 1 mg)

↓

Abschlußuntersuchung

verdoppelt wurde. Maximal wurden 2 ml, d. h. 30 mg Papaverin und 1 mg Phentolamin intrakavernös verabreicht. Anschließend erfolgte die Dosisermittlung für Papaverin in steigenden Dosen von 7,5 bis 80 mg. Zuletzt wurde 1 mg Phentolamin intrakavernös gespritzt, um die Reaktion auf den Alphablocker allein zu testen. Zur Klassifizierung der Erektionsantwort (Tab. 4) diente die inzwischen übliche Einteilung, wobei E4 und E5 Erektionen entspricht, die zur Durchführung eines Geschlechtsverkehrs ausreichen. Diese Gruppe wird als Responder bezeichnet.

Tabelle 4 Klassifizierung der Erektion nach intrakavernöser Injektion vasoaktiver Substanzen

keine Reaktion	E0
leichte Tumeszenz	E1
mittlere Tumeszenz	E2
volle Tumeszenz ohne Rigidität	E3
volle Tumeszenz mit mittlerer Rigidität	E4
volle Rigidität	E5

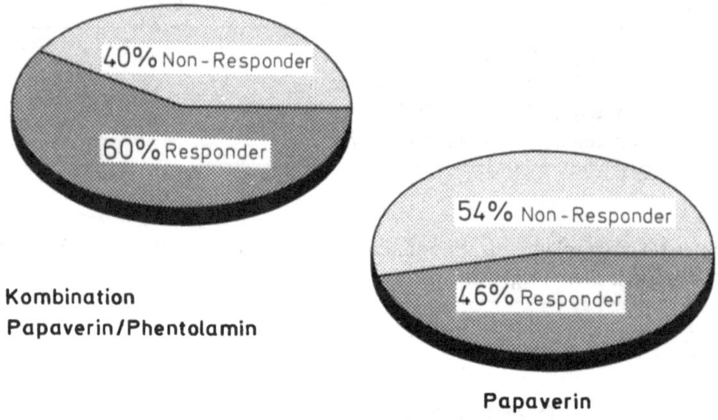

Abb. 2 Responderraten von Papaverin und der Kombination von Papaverin und Phentolamin im intraindividuellen Vergleich bei 37 Patienten.

Bei der Ermittlung der Responderraten zeigte sich, daß auf Papaverin 46% der Patienten ansprachen und 64% selbst auf höchste Dosen von 80 mg keine zufriedenstellende Erektion erreichten. Bei der Kombination aus Papaverin und Phentolamin dagegen zeigte sich eine wesentlich höhere Responderrate von 60% (Abb. 2). Eine andere Gegenüberstellung der Ergebnisse (Tab. 5) bei diesen 37 Patienten verdeutlicht, daß die Kombination bei 16 Patienten wirksamer als die Monosubstanz Papaverin war. In 21 Fällen ließen sich mit beiden Präparaten zufriedenstellende Erektionen auslösen. In keinem einzigen Fall, in dem mit der maximalen Dosis von 30 mg Papaverin in der Kombination mit dem Alphablocker keine Erektion ausgelöst werden konnte, war Papaverin als Monosubstanz der Kombination überlegen.

Tabelle 5 Vergleich der Responderdosis der Kombination mit der Äquivalenzdosis Papaverin und 1 mg Phentolamin

	Kombination wirksamer als	Kombination gleich wirksam	Kombination weniger wirksam als	n
Papaverin	16	21	0	37
Phentolamin	20	17	0	37

Mit der Kombination sind durchwegs entscheidend geringere Dosen zur Auslösung derselben Antwort notwendig. Das Ergebnis dieser Studie ist, daß bei ein und demselben Patienten zur Auslösung einer vollen Erektion mit der Kombination 12 mg Papaverin und 0,4 mg Phentolamin durchschnittlich notwendig waren, wogegen bei Papaverin als Monosubstanz eine durchschnittliche Dosis von 50 mg notwendig war. Dies zeigt eindrücklich, daß durch den Zusatz eines Alphablockers sich die Papaverin-Dosis um den Faktor 4 reduzieren läßt.

Eine andere Untersuchung, die mit der Frage der Effizienz der einzelnen Substanzen bei 15 Patienten unserer Klinik durchgeführt wurde [16], zeigte ähnliche Ergebnisse. Diese theoretischen Untersuchungen werden untermauert und ergänzt durch eine Reihe praktischer Erfahrungsberichte. Bei der Verwendung der Kombination fanden Sidi et al. [14] bei 100 Patienten eine Ansprechrate von 100% bei neurogener Impotenz und von 65,7% bei vaskulärer Impotenz. Insbesondere bei neurogenen Erektionsstörungen zeigte sich eine hohe Rate prolongierter Erektionen. Dies ist dadurch zu erklären, daß ein denerviertes Endorgan auf transmitterähnliche Substanzen überschießend reagiert. Aber gerade diese Patienten mit neurogenen Störungen eignen sich hervorragend für eine Schwellkörper-Injektionstherapie. Hier ist lediglich extreme Vorsicht bei der Dosisermittlung während der Diagnostik und der Einhaltung der Dosis während der Therapie notwendig. Diese Autoren verwendeten ein Gemisch aus 25 mg/ml Papaverin und 0,8 mg/ml Phentolamin. Der Dosisbereich lag bei 0,1 bis 1,5 ml.

Keogh et al. [9] verglichen im Doppelblindversuch bei 40 Patienten Papaverin gegen das Papaverin/Phentolamin-Gemisch. Bei Papaverin als Monosubstanz ließ sich bei 27% eine volle Erektion erzielen, mit der Kombination dagegen in 48%. Dieser Unterschied zugunsten der Kombination war signifikant. Auch hier zeigte sich, vergleicht man die angewendete Papaverin-Menge, daß bei Zusatz eines Alphablockers selbst die halbe Papaverin-Dosis eine signifikant bessere Ansprechrate erwarten läßt.

Bei über 500 Patienten, die an unserer Klinik untersucht wurden, ließ sich bei der stationären Untersuchung eine Dosis von 0,1 bis 2,0 ml der Kombination austesten. Dies entspricht einer Maximaldosis von 30 mg Papaverin. Bei einer Langzeittherapie konnte diese anfänglich ermittelte Dosis unter häuslichen Bedingungen von durchschnittlich 1,15 ml auf 0,95 ml, d. h. um 18% reduziert werden. Im Rahmen der Testung wenden wir eine Maximaldosis von 2,0 ml des Gemisches an, entsprechend 30 mg Papaverin und 1 mg Phentolamin. Spricht ein Patient auf diese Dosis nicht mit einer vollen oder mittleren Rigidität an, beenden wir die Testung und führen eine Pharmako-Kavernosographie durch. Verglichen mit Dosen von 100 bis 200 mg Papaverin, die früher zur Blutdrucksenkung verwendet wurden, ist diese Dosis gering und dafür verantwortlich, daß bei der intrakavernösen Injektion nur extrem selten eine Blutdrucksenkung erfolgt.

Um die zeitliche Ausdehnung der Diagnostik zu limitieren, beginnen wir bei Patienten mit arteriellen Risikofaktoren wie Hypertonie, Diabetes mellitus und Fettstoffwechselstörungen mit 0,5 ml des Papaverin-Phentolamin-Gemisches, bei Patienten, bei denen sich anamnestisch der Verdacht auf eine neurogene Störung ergibt, dagegen mit einer Anfangsdosis von 0,25 ml. Entscheidend für den Erfolg einer Schwellkörper-Autoinjektionstherapie ist eine saubere Selektion der Patienten. Kontraindikationen sind mangelnde Kooperationsbereitschaft, fehlende Partnerschaft, sexuelle Deviationen und manifeste Suchterkrankungen. Zurückhaltung ist geboten bei einer Herz-, Leber- und Niereninsuffizienz sowie bei schwerer koronarer Herzkrankheit. Bevor ein Patient in das Autoinjektionsprogramm aufgenommen wird, sollte eine unabdingbare Voraussetzung sein, daß er Risikofaktoren, wie z. B. übermäßigen Nikotingenuß, abstellt. Alle Patienten müssen sich engmaschigen Nachkontrollen unterziehen und müssen darauf hingewiesen werden, daß es sich bei allen intrakavernös applizierten Pharmaka um eine vom Bundesgesundheitsamt noch nicht zugelassene Therapieform handelt.

Tabelle 6 SKAT-Lösung

15 mg/ml Papaverin-HCl		
0.5 mg/ml Phentolaminmesylat		
Rp.:	Papaverin-HCl	1,5 g
	Phentolaminmesylat (Regitin)	0,05 g
	Na-disulfit	0,1 g
	D(+)-Glucose × H_2O	4,0 g
	Aqua bidest. ad	100 ml
	Schutzbegasung mit sterilem CO_2	

Tab. 6 zeigt die Zusammensetzung der SKAT-Lösung, wie sie von unserer Apotheke hergestellt wird und in ähnlicher Galenik von der Firma Tosse, Hamburg, zur Zulassung beim Bundesgesundheitsamt eingereicht wurde. Möglicherweise ist die Pufferung mit Anhebung des pH-Wertes dafür verantwortlich, daß wir in unserem Patientengut entgegen einigen amerikanischen Untersuchern bisher keine Schwellkörperfibrosen gesehen haben.

Zusammenfassung

Die Kombination von Papaverin und Phentolamin hat sich zur Behandlung der chronischen erektilen Dysfunktion bei mehreren tausend Patienten bewährt, wobei Ergebnisse über einen Zeitraum von vier Jahren vorliegen. Theoretische Überlegungen sprechen für einen Zusatz eines Alpha-Rezeptorenblockers, um die hemmende Wirkung des Sympathikus auf die Erektion zu bremsen bzw. auszuschalten. Tierexperimentelle Studien zeigten, daß die Entwicklung einer Fibrose durch Papaverin dosisabhängig erfolgt. Es ist deshalb erstrebenswert, die Papaverin-Dosis so gering als möglich zu halten.

Unsere Vergleichsuntersuchung zeigt, daß durch Zusatz des Alphablockers Phentolamin die Papaverin-Dosis auf ein Viertel gesenkt werden kann. Klinische Studien zeigen, daß die Kombination von Papaverin und Phentolamin gegenüber Papaverin als Monosubstanz wesentlich effektiver ist. Eine höhere Diskriminierung des venösen Lecks im Rahmen der Diagnostik, die deutlich reduzierte Papaverin-Menge, eine ausgezeichnete lokale Verträglichkeit und die vorliegende vierjährige Erfahrung sprechen dafür, daß sich die Kombination von Papaverin und Phentolamin zur Langzeittherapie der organisch bedingten erektilen Dysfunktion eignet.

Literatur

[1] Bähren, W., J. E. Altwein: Impotenz. Diagnostik und Therapie in Klinik und Praxis. Thieme-Verlag, Stuttgart 1988.

[2] Bénard, F., C. G. Stief, R. Bosch et al.: Systemic infusion of epinephrine: its effect on erection. Third Bienial World Meeting on Impotence, Boston, Mass., Oct. 6–9, 1988.

[3] Blum, M. D., R. R. Bahnson, T. N. Porter et al.: Effect of local alpha-adrenergic blockade on human penile erection. J. Urol. *134* (1985) 479–481.

[4] Brindley, G. S.: Cavernosal alpha-blockage: A new technique for investigating and treating erectile impotence. Br. J. Psychiatry *143* (1983) 332–337.

[5] Brindley, G. S.: Pilot experiments on the actions of drugs injected into the human corpus cavernosum penis. Br. J. Pharmacol. *87* (1986) 495–500.

[6] Diederichs, W., T. F. Lue: Reduktion der Sympathikuswirkung auf die Erektion durch Phentolamin. 41. Kongreß der Dt. Ges. für Urologie, 4.–7. Okt. 1989, Freiburg.

[7] Goldstein, I., T. R. Payton, I. S. de Tejada, R. J. Krane: Pharmacologic erections: Role in the treatment of neurologic impotence. J. Urol. *133* (1985) 261.

[8] Jünemann, K.-P., T. F. Lue, G. R. Fournier, E. A. Tanagho: Hemodynamics of papaverine- and phentolamine-induced penile erection. J. Urol. *136* (1986) 158–161.

[9] Keogh, E. J., C. M. Earle, Z. S. Wisniewski: Comparison of vasoactive agents for impotence. Third Biennial World Meeting on Impotence, Boston, Mass., Oct. 6–9, 1988.

[10] Lue, T. F., T. Takamura, R. A. Schmidt: Hemodynamics of erection in the monkey. J. Urol. *130* (1983) 1237–1240.

[11] Padma-Nathan, H., I. Goldstein, R. J. Krane: Treatment of prolonged or priapistic erections following intracavernosal papaverine therapy. Semin. Urol. *4* (1986) 236–238.

[12] Padma-Nathan, H., I. Goldstein, T. Payton, R. J. Krane: Intracavernosal pharmacotherapy: the pharmacologic erection program. World J. Urol. *5* (1987) 160–165.

[13] Schmitt, P. J., U. Hübel, M. Zentgraf, G. K. Reznik: Toxicological results obtained with a stable solution of papaverine and phentolamine for intracavernous injection. Third Biennial World Meeting on Impotence, Boston, Mass., Oct. 6–9, 1988.

[14] Sidi, A. A., J. S. Cameron, L. M. Duffy, P. H. Lange: Intracavernous drug-induced erections in the management of male erectile dysfunction: experience with 100 patients. J. Urol. *135* (1986) 704–706.
[15] Stief, C. G., W. Bähren, H. Gall et al.: Erektile Dysfunktion. Dt. Ärzteblatt 84, *18* (1987) 1199–1205.
[16] Stief, C. G., U. Wetterauer: Erectile Responses to intracavernous papaverine and phentolamine: Comparison of single and combined delivery. J. Urol. *140* (1988) 1415–1416.
[17] Van Arsdalen, K. N., T. R. Malloy, A. J. Wein: Erectile physiology, dysfunction and evaluation. Monographs in urology *4* (1983) 165–185.
[18] Virag, R.: Intracavernous injection of papaverine for erectile failure. Lancet *II* (1982) 938.
[19] Virag, R., C. Daniel, H. Sussman et al.: Self intracavernous injection of vasoactive drugs for the treatment of psychogenic and neurologic impotence (late results in 109 patients). Proc. 2nd. Wld Meet, p. 11.1. Impotence, Prague 1986.
[20] Wagner, G., R. Green: Impotence. Plenum Press New York and London 1981.
[21] Wetterauer, U., W. H. Weiske, C. G. Stief, M. Zentgraf: Intraindividual comparison of the efficacy of the intracavernously injected single agents papaverine and phentolamine with the combination of both. Third Biennial World Meeting on Impotence, Boston, Mass., Oct. 6–9, 1988.
[22] Zorgniotti, A. W., R. S. Lefleur: Auto-injection of the corpus cavernous with a vasoactive drug combination for vasculogenic impotence. J. Urol. *133* (1985) 39–41.

Prostaglandin E1 zur Therapie der erektilen Dysfunktion

W. Stackl

Einleitung: Geschichte der Prostaglandine

1913 beschrieben Battez und Poulet die blutdrucksenkende Wirkung eines Extraktes aus menschlicher Prostata [3]. Kurzrock und Lieb entdeckten 1930 die kontraktile und relaxierende Wirkung menschlichen Spermas auf den Uterus [11]. 1935 prägte von Euler den Begriff Prostaglandin [7]; er zeigte die stimulierende Wirkung auf die glatte Muskulatur und die Blutdrucksenkung eines lipidartigen Faktors in der Samenflüssigkeit. Da der Bildungsort dieses Faktors in der Prostata angenommen wurde, erhielt er den Namen Prostaglandin. Dabei handelt es sich nicht um eine einheitliche Substanz, sondern um eine Gruppe oxygenierter Polyenfettsäuren mit gemeinsamen Strukturmerkmalen. 1957 wurden die ersten beiden Prostaglandine in kristalliner Form durch Bergström isoliert [4] und 1962 deren Struktur durch die gleiche Forschergruppe aufgeklärt [5]. Hedlund und Andersson publizierten 1985 die relaxierende Wirkung von Prostaglandin E1 auf die glatte Muskulatur des Schwellkörpers [9]. Die einzige klinische Indikation für die Verwendung von Prostaglandin E1 war bisher die Palliativbehandlung des Ductus arteriosus Botalli, welcher mit Prostaglandin E1 bis zur korrigierenden chirurgischen Versorgung offengehalten wird [6].

Die Entdeckung, daß intrakavernöse Injektionen vasoaktiver Substanzen Erektionen induzieren können, hat die Diagnostik und Behandlung der Impotenz revolutioniert. Im Gegensatz zu anderen Medikamenten wie Papaverin und Phentolamin scheint Prostaglandin E1 bei intrakavernöser Injektion weniger Nebenwirkungen aufzuweisen [14].

Patienten und Methode

Zwischen Juli 1986 und Mai 1989 wurden 550 Patienten mit erektiler Dysfunktion untersucht. Das Alter der Patienten lag zwischen 16 und 83 Jahren. Als anamnestisch erhobene Risikofaktoren fanden sich Nikotinabusus (mehr als 20 Zigaretten pro Tag) bei 15%, Diabetes bei 8% und Hypertonie bei 10%; 10% der Patienten wiesen mehr als einen Risikofaktor auf. 35 Patienten hatten Operationen im Bereich des kleinen Beckens (radikale Zystektomie, radikale Prostatektomie, Rektumexstirpation, Bifurkationsprothesenimplantation). 28 Patienten hatten neurologische Erkrankungen (Apoplexie, Paraplegie, multiple Sklerose, amyotrophe Lateralsklerose). 24 Patienten mit psychogener Impotenz erhielten Injektionen von 5, 10 und 20 µg in wöchentlichen Abständen. Als erster diagnostischer Schritt wurde bei allen Patienten ein Prostaglandintest durchgeführt.

Prostaglandintest

0,5 mg Alprostadil in steriler alkoholischer Lösung (Minprog®, Minprog-Ped® oder Prostin-VR®, Firma Upjohn) wurden mit 24 ml physiologischer Kochsalzlösung verdünnt. Die Stabilität von Prostaglandin E1 in physiologischer Kochsalzlösung beträgt bei 8 Grad Celsius 110 Tage, bei 20 Grad Celsius 45 Tage, bei 30 Grad Celsius 26 Tage und bei 40 Grad Celsius 14 Tage. Aus diesem Grund sollte die Lösung im Kühlschrank gelagert werden.

1 ml (= 20 µg Alprostadil) wurde mit einer 26 G/½″ Nadel in einen Schwellkörper injiziert. Nach der Injektion wurde der Penis für ca. 5 Sekunden massiert, um die Verteilung der Substanz in das kontralaterale Corpus cavernosum zu ermöglichen. Der Prostaglandintest wurde als positiv definiert, wenn eine volle Erektion von mindestens einer halben Stunde auftrat.

Der Prostaglandintest hat zwei Ziele:

1. festzustellen, ob eine Erektion von mindestens 30 Minuten auftritt und
2. bei positivem Prostaglandintest die Dosierung für eine Selbstinjektion zu kalkulieren.

Selbstinjektion von Prostaglandin

Von 385 Patienten mit positivem Prostaglandintest entschieden sich 275 für die Autoinjektion als Therapie der erektilen Dysfunktion. Die Patienten wurden in der Anatomie des Penis instruiert, insbesondere wurde ihnen die Beziehung zwischen Corpora cavernosa, Corpus spongiosum der Urethra und dem dorsalen Gefäßnervenbündel erklärt. Sie oder ihr Partner wurden in der Autoinjektionstechnik unterrichtet. Die Patienten injizierten zwischen 5 und 40 µg Prostaglandin E1, 4% der Männer variierten die Dosis selbständig (Tab. 1). Die injizierte Menge wurde aus der Dauer der Erektion nach dem Prostaglandintest kalkuliert und richtete sich nach den sexuellen Bedürfnissen

Tabelle 1 Dosierung von Prostaglandin E1 zur Autoinjektion bei 275 Patienten.

Dosierung µg	Patienten %
5	5
10	23
15	10
20	53
40	5
variabel	4

des Patienten. Einem Patienten, der eine 2 Stunden dauernde Erektion mit 20 µg Prostaglandin hat und lediglich eine einstündige Erektion wünscht, wird 10 µg als Autoinjektion empfohlen.

Ergebnisse

Prostaglandin E1-Test

Der Prostaglandintest mit 20 µg war bei 385 der 550 Patienten (70%) positiv. Der Beginn der Erektion lag zwischen 2 und 15 Minuten (durchschnittlich 7,5 Minuten) und die Dauer der Erektion betrug 0,5 bis 7 Stunden. Bei lediglich 5 Patienten hielt die Erektion länger als 5 Stunden an. Da bei all diesen Patienten eine neurogen bedingte Impotenz vorlag, reduzierten wir in der Folge die Testdosis bei neurogenen Erkrankungen auf 10 µg. Bei 28 neurogen impotenten Patienten trat nach Injektion von 10 µg Prostaglandin E1 eine Erektion von 0,7 bis 3,2 Stunden auf. Bei einem Patienten nach apoplektischem Insult und Hemiparese entwickelte sich ein Priapismus von 48 Stunden, welcher letztlich mit einem Winter-Shunt behandelt wurde.

Nebenwirkungen in Form von Schmerzen traten bei 7% der Patienten bei der Injektion, bei 11% während der Erektion und bei 4% sowohl bei Injektion als auch bei Erektion auf. Diese Schmerzen wurden bei weniger als 1% der Patienten mit Schmerztabletten behandelt. Bei einem Patienten wurde nach 3 1/2 Stunden die Erektion mit einer Epinephrin-Injektion beendet. Hämatome an der Injektionsstelle traten bei 3% der Patienten auf und heilten problemlos ab. Alle Patienten mit Beckenoperationen hatten einen positiven Prostaglandintest. Die verschiedenen Risikofaktoren hatten keinen Einfluß auf das Ergebnis des Prostaglandin E1 Testes.

Prostaglandin E1-Selbstinjektion

Die injizierten Dosen sind Tab. 1 zu entnehmen. Außer einem tolerierbaren Spannungsgefühl während der Erektion traten in der Autoinjektionsgruppe keine Nebenwirkungen auf. In der Lernphase der Autoinjektion kam es gelegentlich zu einer subkutanen Injektion oder einer Injektion in das Corpus spongiosum. Abgesehen von einer fehlenden Erektion hatte dies keinerlei Folgen. In diesen Fällen empfehlen wir eine zweite Injektion eine halbe Stunde später.

Bei den meisten Patienten bleibt die Erektion nach der Ejakulation bestehen. Priapismen oder Fibrosen wurden bisher nicht beobachtet, obwohl einige Patienten bereits mehr als 250 Injektionen vornahmen.

Diskussion

Prostaglandin E1 konnte in verschiedenen Geweben nachgewiesen werden, wobei beim Menschen die höchsten Konzentrationen im Ejakulat gefunden wurden [16]. Prostaglandin E1 bewirkt eine Relaxation der glatten Muskelzelle [9]. Roy und Mitarbeiter [13] zeigten in vitro, daß Prostaglandine und Thromboxane durch kavernöses Gewebe metabolisiert werden. In vivo wird PGE1 nach einer einzigen Passage durch die Lunge zu ca. 70% metabolisiert [8]. Dies scheint der Grund für das Fehlen von systemischen Nebenwirkungen und Priapismen zu sein. Die intrakavernöse Injektion von Prostaglandin E1 bei Patienten mit venösem Leck verursachten keine Blutdruckveränderungen oder systemische Reaktionen wie Schwindel oder Übelkeit.

Abber und Mitarbeiter [1] zeigten, daß die Injektion von Papaverin für die Differentialdiagnose der vaskulär bedingten Impotenz dem Penilen-Brachialen-Index oder der nächtlichen Erektionsmessung überlegen ist. Aufgrund unserer Erfahrungen kann bei einem positiven Prostaglandintest (Erektion länger als 1/2 Stunde) eine operable vaskuläre Potenzstörung ausgeschlossen werden.

Intrakavernöse Injektionen verschiedener vasoaktiver Substanzen inkl. Phenoxybenzamin, Papaverin, Phentolamin und Prostaglandin beim Kaninchen ergaben bemerkenswerte Resultate [15]. Mit Phenoxybenzamin und Phentolamin konnten die qualitativ besten Erektionen induziert werden. Papaverin verursachte lediglich eine Tumeszenz, während Prostaglandin kaum den Erektionsmechanismus aktivierte. Die stärksten Entzündungen traten nach Phenoxybenzamin-Injektion auf.

Mittelgradige Entzündungen wurden durch Papaverininjektionen hervorgerufen, während Phentolamin und Prostaglandin nur unwesentlich mehr Entzündungszeichen als die Kontrollgruppe mit physiologischer Kochsalzlösung aufwies. Aboseif und Mitarbeiter fanden am Affen nach 75 intrakavernösen Papaverin-Injektionen einen Verlust der Schwellkörperarchitektur, während Prostaglandin E1 lediglich eine Muskelhypertrophie hervorrief [2].

In einer kleinen Serie von Patienten mit intrakavernöser Injektion von Papaverin stellten wir eine schmale therapeutische Breite zwischen Auftreten einer Erektion und dem Auftreten eines Priapismus fest. Es ist daher schwierig, mit dem Patient die individuelle Dosis zu erarbeiten. Diesen offensichtlichen Nachteil konten wir bei Prostaglandin E1 nicht feststellen. Die lineare Korrelation zwischen Dosis und Erektionsdauer erlaubt dem Patienten, bei Bedarf die Dosis individuell zu dosieren und seinen sexuellen Bedürfnissen anzupassen.

5 Patienten mit neurogener Impotenz hatten nach 20 µg PGE1-Injektionen Erektionen zwischen 5 und 7 Stunden, welche jedoch keine Schmerzen bereiteten und spontan verschwanden. Trotzdem empfehlen wir aufgrund dieser Erfahrung, die Testdosis bei dieser Patientengruppe auf 10 Microgramm zu reduzieren. Trotz dieser Vorsichtsmaßnahme trat bei einem Patienten nach einem apoplektischen Insult ein Priapismus von 48 Stunden auf, welcher mit einem Winter-Shunt behandelt wurde. Aufgrund einer Hemiparese war dieser Patient für eine Autoinjektion schlecht geeignet und es wurde in der weiteren Folge eine starre Penisprothese implantiert. Trotz der niedrigen Inzidenz von Priapismen in unserem Kollektiv empfehlen wir jedem Patienten, bei einem Anhalten der Erektion über 7 Stunden unsere Abteilung wieder aufzusuchen.

Nach Injektion von Papaverin sind Fibrosen des Schwellkörpers und Penisverkrümmungen beschrieben. Aufgrund experimenteller und klinischer Daten scheint die Ursache dafür in der Substanz selbst zu liegen [15]. In unserer Serie von Patienten trat diese Komplikation mit PGE1 nicht auf, obwohl einzelne Patienten bereits mehr als 250 Selbstinjektionen vorgenommen haben.

Die am häufigsten beobachtete Nebenwirkung nach Prostaglandininjektionen sind Schmerzen. Schmerz ist ein subjektives Gefühl und eine objektive Messung ist äußerst schwierig. Demnach schwanken auch die Angaben in der Literatur. Während Hwang und Mitarbeiter [10] bei 23,8% der Patienten nach 20 Microgramm Prostaglandin E1-Injektion über Schmerzen berichten, fanden Lee und Mitarbeiter [12] bei der gleichen Dosierung keine Schmerzen. Bemerkenswert in diesem Zusammenhang ist die Tatsache, daß nur ein geringer Prozentsatz der Patienten (weniger als 1%), welche über Schmerzen klagen, eine Schmerztherapie benötigt.

Zusammenfassend kann daher festgestellt werden: Prostaglandin E1 ist eine physiologische Substanz, welche wahrscheinlich intrakavernös metabolisiert wird. Systemische Reaktionen wurden nicht beobachtet. Die Nebenwirkung

Schmerz bedarf nur in 1% der Patienten einer Therapie. Das Auftreten von Priapismen ist extrem selten. Die Überlegenheit gegenüber anderen Substanzen, die zur intrakavernösen Injektion verwendet werden, zeigt sich besonders in der Selbstinjektionsgruppe. Durch die lineare Dosis/Wirkungsrelation besteht die Möglichkeit der individuellen Dosierung. Fibrosen oder Priapismen wurden in dieser Patientengruppe bisher nicht beobachtet.

Literatur

[1] Abber, J. C., T. F. Lue, B. R. Orvis et al.: Diagnostic tests for impotence: a comparison of papavarine injection with the penile-brachial index and nocturnal penile tumescence monitoring. J. Urol. *135* (1986) 923.

[2] Aboseif, S. R.: persönliche Mitteilung.

[3] Battez, G., L. Poulet: Action de l'extrait de prostate humaine sur veissie et sur la pression artérielle. C. R. Soc. Biol. *74* (1913) 8.

[4] Bergström, S., J. Sjövall: The isolation of prostaglandin. Acta Chem. Scand. *11* (1957) 1086.

[5] Bergström, S., S. Ryhage, B. Samuelsson, J. Sjövall: The structure of prostaglandin E1, F1 and F2. Acta Chem. Scand. *16* (1962) 501.

[6] Coceani, F., P. M. Olley, J. E. Lock: Prostaglandins, ductus arteriosus, pulmonary circulation: current concepts and clinical potential. Eur. J. Clin. Pharmacol. *18* (1980) 75.

[7] Euler U. S. von: Über die spezifische blutdrucksenkende Substanz des menschlichen Prostata- und Samenblasensekrets. Klin. Wschr. *14* (1935) 1182.

[8] Golub, M., P. Zia, M. Matsuno, R. Horton: Metabolism of prostaglandins A1 and E1 in man. J. Clin. Invest. *59* (1975) 1404.

[9] Hedlund, H., K. E. Andersson: Contraction and relaxation induced by some prostanoids in isolated human penile tissue and cavernous artery. J. Urol. *134* (1985) 1245.

[10] Hwang, T., C. Yang, S. Wang et al.: Impotence evaluated by the use of Prostaglandin E1. J. Urol. *141* (1989) 1357.

[11] Kurzrock, R., C. C. Lieb: Biochemical studies of human semen. II. The action of semen on the human uterus. Proc. Soc. Exp. Biol. *28* (1930) 268.

[12] Lee, L. M., R. W. D. Stevenson, G. Szasz: Prostaglandin E1 versus Phentolamine/Papaverine for the treatment of erectile impotence: a double blind comparison. J. Urol. *141* (1989) 549.

[13] Roy, A. C., S. M. Tan, S. R. Kottegoda, S. S. Ratman: Ability of human corpora cavernosa muscle to generate prostaglandins and thromboxanes in vitro. IRCS Med. Sci. *12* (1984) 608.

[14] Stackl, W., R. Hasun, M. Marberger: Intracavernous injection of Prostaglandin E1 in impotent men. J. Urol. *140* (1988) 66.

[15] Stackl, W., G. Loupal, A. Holzmann: Intracavernous injection of vasoactive drugs in the rabbit. Urol. Res. *16* (1988) 455.

[16] Svanborn, K., M. Bygdeman, P. Eneroth, E. Bendvold: Quantification of prostaglandins in human seminal fluid. Prostaglandins *24* (1982) 363.

Nebenwirkungen und Risiken

Komplikationen der Schwellkörper-Injektionstherapie

U. Wetterauer, C. G. Stief

Einleitung

Die klinische Wirksamkeit aller hier erwähnten Substanzen (Papaverin, die Kombination von Papaverin und Phentolamin sowie Prostaglandin E1) ist unbestritten. Im Vordergrund steht jedoch bei dieser noch neuen Behandlungsmethode der Schwellkörper-Injektionstherapie die Frage der Nebenwirkungen und Komplikationen bzw. die Sicherheit bei der Langzeitanwendung.

Die bekannten und in der Literatur berichteten Nebenwirkungen sind ernst zu nehmen und fordern eine strenge Indikationsstellung und Patientenauswahl. Die Indikation zur Schwellkörper-Injektionstherapie mit vasoaktiven Substanzen sollte eine schon über eine längere Zeit bestehende organische Potenzstörung sein. Psychogene Erektionsstörungen sind prinzipiell konservativ therapierbar und sollten nur in Ausnahmefällen einer Pharmakotherapie zugeführt werden. Begleitend bei gleichzeitig psychologischer Betreuung des Patienten kann aber eine vorübergehende Schwellkörper-Injektionstherapie durchaus von Nutzen sein. Es wäre jedoch ein großer Irrtum zu glauben, daß die pharmakologisch induzierte Erektion Ehe- oder Partnerprobleme beseitigen kann.

In diesem Zusammenhang ist zu bedenken, daß eine Schwellkörper-Injektionstherapie etwa durch eine auftretende Fibrosierung des Schwellkörpers aus einer vorübergehenden psychogenen Erektionsstörung durchaus eine iatrogen verursachte irreversible Störung zur Folge haben kann.

Voraussetzung für eine Schwellkörper-Injektionstherapie ist eine saubere Indikationsstellung und eine adäquate Präselektion der Patienten. Die Therapie setzt einen kooperationsfähigen und zuverlässigen Patienten voraus, der gewillt und bereit ist, sich engmaschigen Nachkontrollen zu unterziehen. Patienten mit Suchterkrankungen und sexuellen Deviationen sollten grundsätzlich von dieser Therapieform ausgeschlossen werden. Patienten mit mangelnden intellektuellen Fähigkeiten oder bekannter Unzuverlässigkeit sollten ebenfalls nicht in einen Therapieplan aufgenommen werden, da in diesen Fällen durch die zu befürchtenden Fehl- oder Nachinjektionen sowie durch eine eigenmächtige Erhöhung der Dosis schwerwiegende Nebenwirkungen zu befürchten sind. Wir halten es für eine Selbstverständlichkeit, daß z. B. ein Nikotinabusus aufgegeben wird, bevor die Schwellkörper-Injektionstherapie begonnen wird. Zu den Kontraindikationen einer Schwellkörper-Injektionstherapie zählen wegen möglicherweise systemischer Nebenwirkungen durch die applizierten Pharmaka Organschäden wie z. B. eine schwere Leber- oder Niereninsuffizienz.

Bei den Nebenwirkungen müssen systemische und lokale Nebenwirkungen unterschieden werden:

Systemische Nebenwirkungen

Alle zur Erektionsauslösung injizierten Substanzen wirken nicht spezifisch auf Muskulatur und Gefäße des Schwellkörpers, sondern ubiquitär im gesamten Organismus. Eine Besonderheit bei der intrakavernösen Applikation ist jedoch, daß sich lokal injizierte Pharmaka zunächst in dem etwa 80 bis 160 ml fassenden Kompartiment des Schwellkörpers verteilen und dort relativ hohe Konzentrationen erreichen, verteilt auf das gesamte Blutvolumen jedoch nur geringe Wirkspiegel erreichen. Kreislaufreaktionen wie Blutdruckabfall und Schwindelgefühl sind selten und werden vornehmlich bei der Anwendung von Papaverin als Monosubstanz in Dosen über 40 mg angetroffen. Bei der Kombination aus Papaverin und Phentolamin berichtet Sidi [8] über Schwindelgefühl bei 1,5% seiner Patienten während der Testung und 0,9% unter der Therapie.

Bei kontinuierlicher Messung des Blutdrucks konnte im Rahmen von Studien mit der Papaverin-Phentolamin-Kombination kein relevanter Einfluß auf den Blutdruck festgestellt werden [1, 2]. Papaverin-bedingte Veränderungen der Leberwerte sind eine zwar mögliche, jedoch sehr seltene Nebenwirkung der Autoinjektionstherapie, wie Langzeituntersuchungen mit Laborkontrollen zeigten. Während Padma-Nathan [4] in drei Fällen Papaverin-bedingte Veränderungen der Leberenzyme fand, konnte keiner der übrigen Autoren Veränderungen der Leberfunktionsparameter feststellen [8, 10, 15].

Lokale Nebenwirkungen

Typische und gut dokumentierte Komplikationen der SKIT (Schwellkörper-Injektionstherapie) und der SKAT (Schwellkörper-Autoinjektionstherapie) sind prolongierte Erektionen, Infektionen, Blutungen an der Einstichstelle, Schmerzen bei der Injektion und gelegentlich auch während der Erektion,

Tabelle 1 Lokale Nebenwirkungen und Komplikationen der SKAT

Schmerzen	→	falsche Inj.technik, pH-Wert, Substanz
Blutung	→	Gefäßverletzung, keine Kompression
Infektion	→	Kontamination Haut/Nadel, Medikament
prolong. Erektion	→	Dosis
Vernarbung, Fibrose	→	Nadeltrauma, pH-Wert, Substanz

Indurationen der Tunica albuginea und seltener auch Fibrosen des Schwellkörpergewebes selbst [14]. In Tab. 1 sind die lokalen Nebenwirkungen der Schwellkörper-Autoinjektionstherapie sowie deren mögliche Ursachen aufgelistet.

Schmerzen bei der Injektion erfolgen normalerweise nur durch den Einstich der dünnen Nadel, die jedem Diabetiker, der Insulin spritzt, bekannt sind. Die typische Einstichstelle nahe der Penisbasis lateral am Penis ist wenig schmerzempfindlich. Schmerzen während der Erektion treten dann auf, wenn die Nadel nicht korrekt plaziert wurde und die Injektion subkutan oder mit relativ großem Druck in die Tunica albuginea selbst erfolgt. Schmerzen während der Injektion werden bei Papaverin gelegentlich in geringem Maße, bei der Kombination aus Papaverin und Phentolamin sehr selten und bei Prostaglandin E1 in einem höheren Prozentsatz angegeben. Bei Papaverin ist sicherlich der niedrige pH-Wert mit verantwortlich für die Schmerzsensationen. Schramek und Mitarbeiter [7] konnten zeigen, daß bei den Prostaglandinen die Substanz selbst und nicht etwa die Präparation für die Schmerzen verantwortlich ist. Schmerzen während der Erektion treten lediglich bei Prostaglandin E1 auf, wobei diese von Porst [5] mit 9,4%, von Lue [3] mit 25% und von Schramek [7] mit etwa 50% angegeben werden. Unsere eigene Erfahrung mit Prostaglandin E1 zeigt, daß etwa die Hälfte aller Patienten während der Testung starke Spannungsschmerzen im Penis (auch bei nicht vollständiger Erektion) hat. Bei einigen dieser Patienten waren die Schmerzen so stark, daß sie eine weitere Testung mit Prostaglandinen ablehnten. Bei der Diskussion über die Schmerzen nach Prostaglandin-Injektionen muß jedoch angemerkt werden, daß bei wiederholten Injektionen mit der selben Dosis die Schmerzsensationen deutlich abnehmen. Viele Patienten, die während der Testung noch über stärkere Schmerzen klagten, verzeichneten in der Phase der Autoinjektionstherapie nur noch ein mäßiges Spannungsgefühl.

Zu kleinen petechialen Blutungen kommt es relativ häufig nach der Injektion. Gelegentlich, wenn ein subkutanes Gefäß angestochen wird, kommt es auch zu ausgedehnteren Hämatomen, die jedoch innerhalb weniger Tage wieder folgenlos abheilen. Eine Therapie mit Aggregationshemmern sollte kein Ausschlußkriterium für eine Schwellkörper-Injektionstherapie sein. Eine relative

Kontraindikation bildet eine Therapie mit Cumarin-Derivaten. Wir haben jedoch unter unseren Patienten zwei Männer, die regelmäßig Marcumar einnehmen und die seit 2 1/2 bzw. 2 Jahren die Schwellkörper-Autoinjektionstherapie anwenden. Diese Patienten, die insbesondere auf das erhöhte Risiko einer ausgedehnten subkutanen Blutung hingewiesen wurden und denen eine Kompression der Injektionsstelle für drei Minuten empfohlen wurde, berichteten bisher über keine größeren subkutanen Hämatome.

Infektionen an der Einstichstelle oder eine Infektion des Corpus cavernosum, also eine Cavernitis, haben wir in unserem Patientengut niemals gesehen. Mitverantwortlich ist hier sicher auch eine sorgfältige Patientenselektion.

Eine prolongierte Erektion ist im Rahmen der Testung die häufigste und auch gefürchtetste Nebenwirkung. Wir sprechen von einer prolongierten Erektion, wenn die Phase der Erektion mit voller Rigidität eine Dauer von 3 Stunden überschreitet. Diese Zeitspanne wird von nahezu allen Autoren unterschiedlich angegeben. So sprechen einige Autoren von einer prolongierten Erektion erst ab 4 oder 6 Stunden. Von Autoren, die über Prostaglandine berichten, wird sogar häufig eine Zeitspanne von 8 Stunden genannt. Heute weiß man, daß irreversible Schäden im Schwellkörper erst nach einer Zeitspanne von 6 bis 8 Stunden oder gar noch später auftreten.

Es ist sicherlich nicht korrekt, prolongierte Erektion und Priapismus gleichzusetzen. Der Priapismus ist definiert als eine lang anhaltende *schmerzhafte* Erektion. Bei den pharmakologisch induzierten prolongierten Erektionen treten jedoch Schmerzen überhaupt nicht oder erst nach einer relativ langen Zeitspanne auf. Im Falle eines Priapismus sinkt der pH-Wert nach 8 Stunden auf unter 7, der Sauerstoff-Partialdruck ist massiv erniedrigt und PCO2 liegt über 100 mm Hg (Tab. 2). Bei pharmakologisch induzierten prolongierten Erektionen gehen diese Veränderungen der Blutgase wesentlich langsamer vor sich (Abb. 1). Grundsätzlich dürften hier also zwei vom Pathomechanismus und von den Auswirkungen unterschiedliche Krankheitsbilder vorliegen, so daß wir empfehlen wollen, eine klare Trennung dieser Termini vorzunehmen. Es ist auch irreführend, von einer priapismogenen Potenz der einzelnen intrakavernös applizierten Substanzen zu sprechen; in Vergleichsstudien, ins-

Tabelle 2 Blugase und pH-Werte bei idiopathischem Priapismus

Dauer Priapismus	12 h	10 h
pH	6,92	6,96
pO_2 (mm Hg)	11,4	9,6
pCO_2 (mm Hg)	113,1	112,9
BE (mval/l)	−18,3	−8,8
Bicarbonat (mval/l)	10,3	15,7

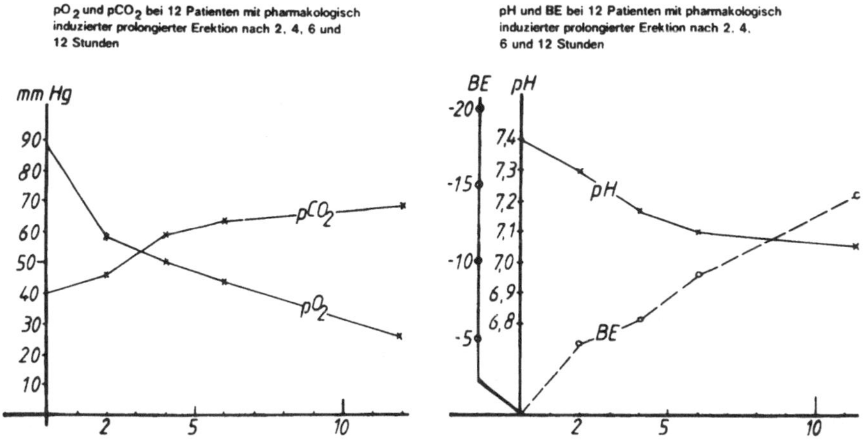

Abb. 1 Veränderungen der Blutgase bei pharmakologisch induzierten prolongierten Erektionen.

besondere auch mit Prostaglandinen, haben wir gesehen, daß diese in der Hauptsache eine Frage der Dosis ist.

Inwieweit sich eine durch Prostaglandin E1 induzierte prolongierte Erektion von einer Papaverin-induzierten unterscheidet [6], müssen weitere systematische Untersuchungen klären. Es wird angenommen, daß Prostaglandin E1 im Schwellkörpergewebe selbst abgebaut wird und deshalb interventionsbedürftige prolongierte Erektionen seltener sind als mit Papaverin oder dem Papaverin-Phentolamin-Gemisch.

Tabelle 3 Häufigkeit prolongierter Erektionen während der Diagnostik und Therapie

	Diagnostik			Therapie		
	Pat.	prol. Erekt.	in %	Pat.	prol. Erekt.	in %
Trapp 1987	700	16	2,3	136	0	0,0
Sidi 1987	336	9	2,7	257	2	0,8
Wetterauer 1987	110	8	7,3	70	5	7,1
Stief 1987	210	21	10,0	149	3	2,0
Weiske 1988	270	35	9,6	85	1	1,2

In Tab. 3 ist die Häufigkeit prolongierter Erektionen bei der intrakavernösen Anwendung der Kombination von Papaverin und Phentolamin in der Phase der Diagnostik und der Therapie getrennt aufgelistet. Am häufigsten treten prolongierte Erektionen im Rahmen der Diagnostik bei der Applikation der ersten Testdosis auf. Prädisponiert für das Auftreten einer verlängerten Erektion sind Patienten mit nicht-vaskulärer erektiler Dysfunktion, deren Dosisbedarf besonders niedrig liegt. Der hohe Prozentsatz prolongierter Erektionen im Rahmen der Diagnostik bei Wetterauer [13, 14] und Stief [9] hat seine Ursache in einem hohen Prozentsatz von Patienten mit neurogenen Störungen, insbesondere Patienten mit multipler Sklerose und peripheren Nervenläsionen nach radikaler Tumorchirurgie im kleinen Becken. Weiske [12] dagegen hat einen relativ hohen Anteil von Patienten mit überwiegend psychogenen Erektionsstörungen.

Verglichen mit der Diagnostik treten während der Autoinjektionstherapie nur noch selten prolongierte Erektionen auf. Gründe hierfür sind eine eigenmächtige Dosiserhöhung durch den Patienten oder aber eine zweimalige Injektion innerhalb kurzer Abstände. Durch eine entsprechende Aufklärung und Patientenführung sind solche Fälle jedoch weitgehend zu vermeiden.

Wesentlich seltener werden prolongierte Erektionen angetroffen, wenn man z. B. bei der Kombination mit einer Dosis von 0,25 ml beginnt. Herr Bähren hat hierüber berichtet und bei seinen zuletzt ausgetesteten Patienten keine einzige prolongierte Erektion gesehen. Es ist also in erster Linie eine Frage der Dosierung des Medikamentes. Die Erfahrung hat gezeigt, daß man heute empfehlen muß, die Anfangsdosis im Rahmen der Testung auf 0,25 ml zu senken.

Um eine prolongierte Erektion zu unterbrechen, gibt es grundsätzlich zwei Möglichkeiten:

1. Erhöhung des Sympathikotonus, z. B. dadurch, daß der Patient aufgefordert wird, 5 Minuten lang einen Dauerlauf zu machen. In einem überraschend hohen Prozentsatz ist diese Methode erfolgreich, so daß sie zunächst einer medikamentösen oder gar operativen Intervention zur Beendigung der prolongierten Erektion vorgeschaltet sein sollte.
2. Injektion eines Alpha-1-Sympathomimetikums. Wird innerhalb einer Zeitspanne von 6 bis 8 Stunden eingegriffen, genügt es in der Regel, durch die Injektion eines Alpha-Mimetikums (z. B. 2 mg Metaraminol) die Erektion prompt zu beenden [9].

Vernarbungen der Tunica albuginea und Fibrosen des Schwellkörpers treten bei höchstens 3% der Patienten im Verlauf der Autoinjektionstherapie auf. Während knötchenförmige Verdickungen im Bereich der Injektionsstellen auf ein Nadeltrauma zurückgeführt werden können, ist die Schwellkörperfibrose als Folge der injizierten Pharmaka zu sehen. Faßt man die Literatur, die über fibrotische Veränderungen im Verlauf einer Autoinjektionstherapie berichtet, zusammen, treten bei höchstens 3% der Patienten im Verlauf der Therapie derartige Veränderungen auf. 1/4 der Veränderungen bildet sich spontan nach Unterbrechung oder Aussetzen der Therapie wieder zurück. Tierexperimentelle Untersuchungen zeigen, daß die lokale Unverträglichkeit abhängig von der injizierten Papaverin-Menge ist. Eine Monotherapie mit zwangsläufig höheren Papaverin-Dosen ist daher im Vergleich zur Anwendung von Papaverin und Phentolamin im Hinblick auf die lokale Verträglichkeit von Nachteil.

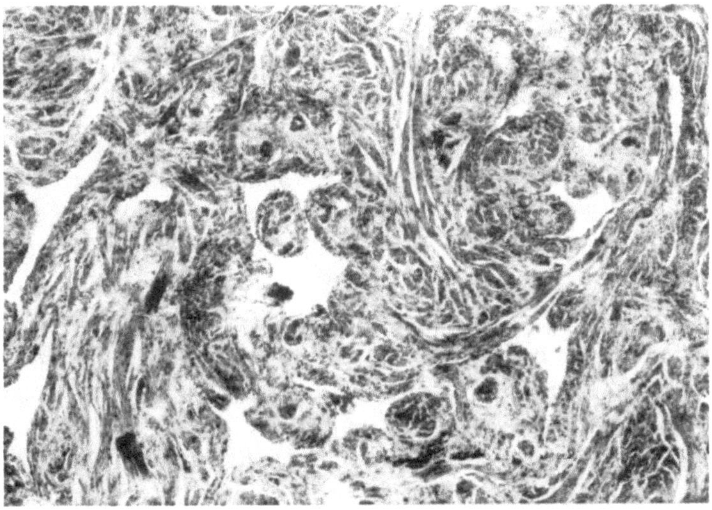

2a

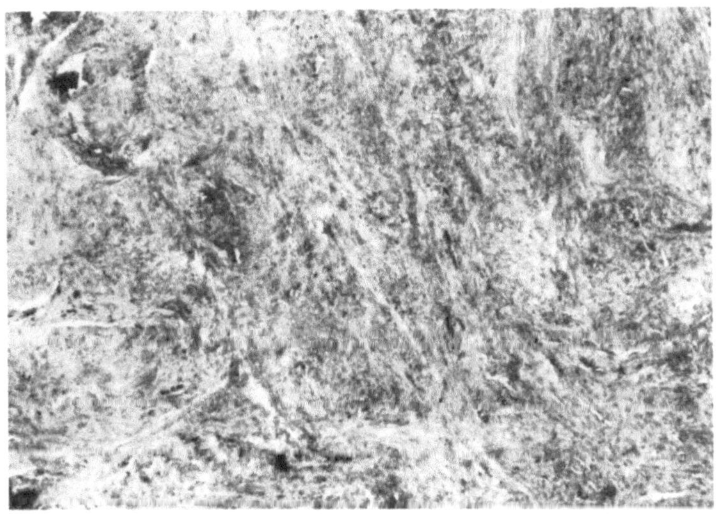

2b

Abb. 2 a und b Normales Schwellkörpergewebe (a) im Vergleich zu einer kavernösen Fibrose nach 100 Papaverin-Injektionen (b) Vergrößerung × 50.

Alle für die Schwellkörper-Injektionstherapie verwendeten Substanzen, insbesondere Prostaglandin E1, führen zu einer Hypertrophie der glatten Muskulatur des Schwellkörpers. Warum es in einigen Fällen zur Entwicklung einer Fibrose kommt, konnte bis heute nicht geklärt werden.

Abb. 2a zeigt einen histologischen Schnitt durch normales Schwellkörpergewebe. Man sieht hier den typischen Aufbau der mit glatten Muskelzellen umsäumten Sinusoide. Das Präparat der Abb. 2b stammt von einem 55jährigen Patienten, der nach 100 Papaverin-Injektionen eine Verfestigung des Schwellkörpers bemerkt hatte. Das histologische Präparat zeigt eine irreversible Vernarbung des Schwellkörpergewebes.

Bei Verwendung des Papaverin-Phentolamin-Gemisches überblicken wir in der Freiburger Klinik derzeit 8000 protokollierte Autoinjektionen. Prolongierte Erektionen traten in sieben Fällen auf, wobei diese Patienten innerhalb einer Frist von sechs Stunden die Klinik aufsuchten und die Injektion von Metaraminol die prolongierte Erektion jedes Mal sofort unterbrechen konnte. Ursachen waren in zwei Fällen eine eigenmächtige Dosiserhöhung durch den Patienten, in einem Fall erfolgte eine zweite Injektion in kurzem Zeitintervall zur vorangegangenen Injektion und in vier Fällen fehlte eine Erklärung für das Zustandekommen der prolongierten Erektionen. 128mal wurden kleine Hämatome an der Einstichstelle protokolliert; in drei Fällen kam es durch eine falsche Injektionstechnik zu einer Blutung aus der Urethra. Lokale Entzündungsreaktionen oder eine Cavernitis wurden nicht beobachtet. In einem Fall trat am Dorsum penis eine Verhärtung auf, die zu einer mittelgradigen Abknickung des Penisschaftes nach dorsal führte. Von der Lokalisation her dürfte es sich bei diesem Befund um eine Induratio penis plastica handeln, die nicht in einem Zusammenhang mit der Schwellkörper-Injektionstherapie steht. Bei etwa 10% aller Injektionen treten keine vollständigen Erektionen auf, bei gut 3% ist dadurch die Durchführung eines Geschlechtsverkehrs unmöglich. Ein Grund hierfür sind nicht korrekt durchgeführte Injektionen oder teilweise subkutane Injektionen. Mit zunehmender Anwendungsdauer beim einzelnen Patienten sinken diese Zahlen jedoch deutlich ab.

Tabelle 4 Komplikationen der SKAT bei 8000 protokollierten Autoinjektionen

prolongierte Erektionen	7
Hämatome an Einstichstelle	128
Entzündungen	0
Fibrosen bzw. IPP	1
keine vollst. Erektionen	884
kein GV möglich	254

Diese mit einer Schwellkörper-Autoinjektionstherapie verbundenen Komplikationen und Nebenwirkungen erfordern einerseits eine strenge Patientenselektion und andererseits eine umfassende schriftliche Aufklärung. Da keines der zur Erektionsauslösung verwendeten Medikamente eine Zulassung besitzt, trägt insbesondere der Arzt trotz seiner Therapiefreiheit einen nicht unerheblichen Teil des Risikos mit und ist verpflichtet, in regelmäßigen Abständen Nachuntersuchungen durchzuführen, um aufgetretene Nebenwirkungen festzustellen und zu dokumentieren.

Literatur

[1] Bähren, W., C. G. Stief, W. Scherb et al.: Rationelle Diagnostik der erektilen Dysfunktion unter Anwendung eines pharmakologischen Testes. Akt. Urol. *17* (1986) 177–180.

[2] Jünemann, K. P., E. Jecht, V. Müller-Mattheis et al.: Offene Multizenterstudie zur Differentialdiagnostik der erektilen Dysfunktion mit einer Papaverin-Phentolamin-Kombination (BYO23). Urologe A *27/1* (1988) 2–7.

[3] Lue, T. F.: Editorial Comment zur Arbeit Ischii et al.: Intracavernous injection of prostaglandin E1 for the treatment of erectile impotence. J. Urol. *141* (1989) 232–235.

[4] Padma-Nathan, H., I. Goldstein, T. Payton, R. J. Krane: Intracavernosal pharmacotherapy: the pharmacologic erection program. World J. Urol. *5* (1987) 160–165.

[5] Porst, H.: Prostaglandin E1 bei erektiler Dysfunktion. Urologe (A) *28* (1989) 94–98.

[6] Porst, H., H. van Ahlen: Pharmakon-induzierte Priapismen – Ein Erfahrungsbericht über 101 Fälle. Urologe (A) *28* (1989) 84–87.

[7] Schramek, P., M. Waldhauser: Dose-dependent effect and side-effects of PGE1 in the treatment of erectile dysfunction. 3. Weltkongreß über Impotenz, Boston, 6.–9. Sept. 1988.

[8] Sidi, A. A., K. K. Chen: Clinical experience with vasoactive intracavernous pharmacotherapy for the treatment of impotence. World J. Urol. *5* (1987) 156–159.

[9] Stief, C. G., P. Gilbert, U. Wetterauer et al.: Metaraminol – ein Antidot bei SKAT-bedingter prolongierter Erektion. Urologe (A) *25* (1986) 164–166.

[10] Stief, C. G., W. Thon, W. Scherb et al.: Zwei Jahre Erfahrungen mit der Schwellkörper-Autoinjektionstherapie (SKAT). Urologe (A) *26* (1987) 294–296.

[11] Trapp, J. D.: Pharmacologic erection program for the treatment of male impotence. South. Med. J. *80/4* (1987) 426–427.

[12] Weiske, W. H., M. Zentgraf: Inzidenz und Bedeutung prolongierter Erektionen bei der intrakavernösen Anwendung von Papaverin und Phentolamin in der Praxis. Akt. Urol. *20* (1989) 70–75.

[13] Wetterauer, U., C. G. Stief, H. Sommerkamp: Intracavernous application of papaverine and phentolamine for erectile dysfunction. Experience with 110 cases. 5th International Forum of Andrology, Paris, 6. bis 7. Juli 1987.

[14] Wetterauer, U., M. Zentgraf: Impotenz: Komplikationen der Autoinjektionstherapie – eine Übersicht. Akt. Urol. *19* (1988) 315–320.

[15] Williams, G., M. J. Mulcahy, E. A. Kiely: Impotence: treatment by autoinjection of vasoactive drugs. Br. Med. J. *295* (1987) 595–596.

Therapie der prolongierten Erektion

K.-P. Jünemann, D. Potempa, M. Löbelenz, P. Alken

Einleitung

Kaum eine andere urologische Therapieform hat in den letzten Jahren so sehr von sich reden gemacht wie die Schwellkörper-Autoinjektionstherapie (SKAT) bei Patienten mit erektiler Dysfunktion. Mit Einführung der intrakavernösen Applikation vasoaktiver Substanzen zur Erzeugung einer artifiziellen Erektion [18, 2, 23] wurde über Nacht eine Woge der Zuversicht und Euphorie in der Impotenzbehandlung eingeleitet, die alle bisherigen Therapieansätze verdrängte.

Wie nahezu jede andere Therapieform hat auch die intrakavernöse Applikation vasoaktiver Substanzen Nebenwirkungen. Neben komplikationsarmen lokalen (Hämatome, Blutung, subkutane Injektion) oder systemischen (Blutdruckabfall, Schwindel) Nebenwirkungen, die beherrschbar sind, stellt die pharmakologisch induzierte prolongierte Erektion beziehungsweise der Priapismus ein nicht zu unterschätzendes Risiko dar. Die Hauptproblematik dieser Komplikation liegt in der Gefahr eines möglichen vollständigen Erektionsverlustes infolge fibrotischer Umwandlung glattmuskulären Schwellkörpergewebes [14], wenn nicht rechtzeitig entsprechende Gegenmaßnahmen eingeleitet werden.

Eine detaillierte Auseinandersetzung mit diesem iatrogenen Krankheitsbild gestaltet sich schwieriger, als es anfänglich erscheinen mag. Bereits bei der Begriffsdefinition trifft man auf größere Hürden. Irrtümlicherweise wurde die verlängerte, oft schmerzhafte und der Willkür entzogene Erektion nach dem für Manneskraft und Ausdauer bekannten griechischen Gott Priapos benannt; der im Raum stehende mögliche Erektionsverlust dürfte diese Begriffsdefinition zweifelsohne ad absurdum führen! Wichtiger und zugleich komplizierter als die Herkunft des Begriffes Priapismus ist die Frage nach der Definition: Wann sprechen wir von Priapismus, wann von prolongierter Erektion?

Ganz allgemein gilt festzustellen, daß der Priapismus durch eine verlängerte, mit oder ohne Schmerzen einhergehende Erektion ohne Vergrößerung der Glans penis charakterisiert ist, die der Willkür und dem sexuellen Verlangen entzogen ist. Undefiniert bleibt die Erektionsdauer, d.h. ab welchem Zeitpunkt man von einer verlängerten Erektion spricht bzw. viel mehr noch, wann man therapeutisch einschreiten muß. Um mehr Klarheit in dieses Definitionsdefizit zu bringen, sollte gemäß dem Vorschlag der ISIR (International Society for Impotence Research) die Pharmakon-induzierte, verlängerte Erektion vom traumatisch bedingten bzw. idiopathischen Priapismus unterschieden und als „prolongierte Erektion" bezeichnet werden. Das Dringlichkeitsprinzip bleibt jedoch für beide unphysiologischen Erektionsformen bestehen, die urologische Notfallsituation ist in beiden Fällen gegeben und erfordert ein entsprechendes therapeutisches Vorgehen.

Publizierte Untersuchungsergebnisse und Begriffsklärung

Ein Rückblick in die zur Verfügung stehende Literatur wird notwendig, will man eine Aussage hinsichtlich der Häufigkeit und möglichen Therapieformen dieser urologischen Notfallsituation treffen. Prinzipiell gilt festzustellen, daß prolongierte Erektionen in der diagnostischen Einstellphase zwischen 4 und 10,5% der getesteten Patienten bei Papaverin oder der Kombination Papaverin/Phentolamin auftreten können [1, 3, 4, 9, 12, 19, 21, 22]. Bei Verwendung von PGE 1 ist die Wahrscheinlichkeit, eine prolongierte Erektion zu produzieren, unter 1% anzusetzen [15, 10, 11]. Von Bedeutung ist, daß die angegebenen Prozentzahlen sich auf die Diagnostik- bzw. Einstellphase des Patienten mit der verwendeten vasoaktiven Substanz beziehen; in der Therapie treten prolongierte Erektionen in aller Regel nur durch Überdosierungen bzw. Handhabungsfehler des Patienten mit der SKAT-Spritze in weniger als 1% auf [21].

Eine genaue Analyse der Pharmakon-induzierten prolongierten Erektionen zeigt, daß diese Komplikation nahezu ausnahmslos bei Patienten mit psychogener oder neurogener Impotenz zu erwarten ist [9, 13, 17, 20, 22]. Porst und van Ahlen [9] berichteten über 101 Pharmakon-induzierte prolongierte Erektionen, die in der überwiegenden Mehrzahl der Fälle nach Applikation der Papaverin-Monosubstanz bei psychogenen oder neurogenen Impotenzformen auftraten. Ähnliche Erfahrungen wurden von anderen Autoren gemacht (s. oben), ebenso wie das aus dem eigenen Patientengut hervorgeht.

Die Korrelation zwischen nonvaskulärer Ätiologie der erektilen Dysfunktion und der Gefahr der Entwicklung einer prolongierten Erektion hat dazu geführt, daß bei Verdacht auf eine psychogene oder neurogene Ursache die Initialdosis der verabreichten vasoaktiven Substanz bei der Erstinjektion reduziert wird, mit dem Erfolg, daß die Häufigkeit prolongierter Erektionen

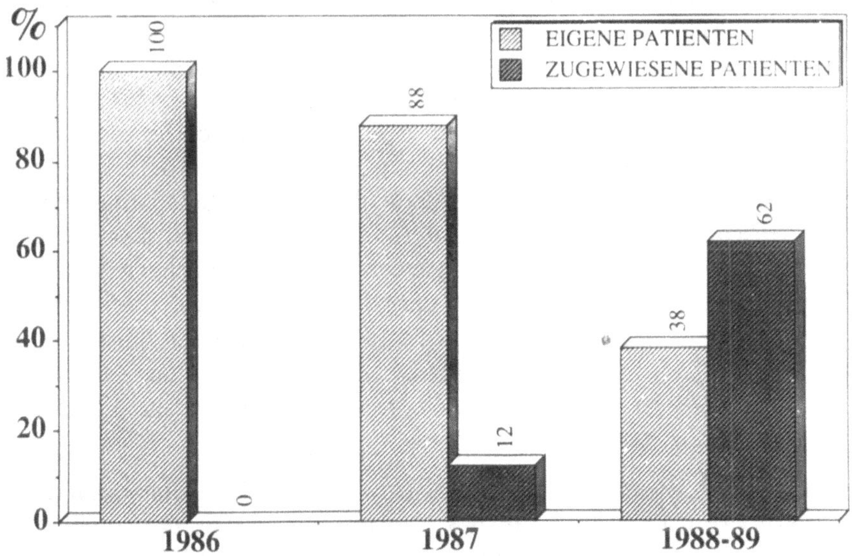

Abb. 1 Prolongierte Erektionen

auf weit unter 5% sinkt (eigene Ergebnisse). Im eigenen Patientenkollektiv traten im Rahmen der diagnostischen Abklärung und Dosiseinstellung zwischen 1986 und 1989 bei 3,5% prolongierte Erektionen auf, wobei dieser Wert nicht der realen Häufigkeitsrate entspricht, da, wie Abb. 1 zeigt, in den Jahren 1986 und 1987 die prolongierten Erektionen ausnahmslos aus dem eigenen Patientengut stammten, bereits 1988 und insbesondere 1989 die Zahl der von niedergelassenen Urologen zugewiesenen Patienten mit dieser Komplikation über 75% des von uns therapierten Patientenkollektivs ausmachte. Diese Entwicklung machte es notwendig, ein festes Therapieschema für die Behandlung prolongierter Erektionen bzw. des Priapismus zu erstellen.

Die entscheidende Frage, die man sich stellen muß, bevor ein festes Therapiekonzept erstellt wird, ist, wann man bei einer prolongierten Erektion einschreiten muß. In Anlehnung an die in der Literatur beschriebenen Zeiträume findet man Zeitspannen von 3 bis 6 Stunden, bevor einschneidende Maßnahmen für notwendig erachtet werden [8, 6, 16, 21]. Lue [7] empfiehlt bereits nach einstündiger, kompletter Erektion einzuschreiten, gleich welche vasoaktive Substanz verwendet wurde, um der möglichen Komplikation einer prolongierten Erektion entgegenzuwirken. Porst [9] und auch Weiske [20] erachten ein Eingreifen vor 8 Stunden nach Applikation von PGE1 nicht für notwendig, da nahezu alle prolongierten Erektionen während dieses Zeitraumes spontan zurückgingen.

Die Frage des Zeitfaktors läßt sich somit nur schwer objektivieren. Sowohl Block et al. [1] als auch Porst und van Ahlen [9] führten bei Pharmakon-induzierten prolongierten Erektionen intrakorporale Blutgas-Analysen zwischen 2 und 38 Stunden durch. Beide Autoren fanden nach 5,5 bis 6,5 Stunden prolongierter Erektionen, daß der Blut-pH-Wert auf unter 7,0 gesunken war, die pCO2-Werte lagen deutlich über den pO2-Werten. Ein derart saures und hypoxisches Milieu ist sicher nicht tolerabel; ob diese Zeitspanne jedoch als Limit anzusehen ist, bei dem ein Eingreifen notwendig wird, muß anhand weiterer Blutgas-Analysen bei prolongierten Erektionen nachgewiesen werden und gegebenenfalls der Zeitpunkt des unabdingbaren Einschreitens nach oben korrigiert werden. Aus hämodynamischer Sicht liegt bei den 6 Stunden pO2- und pCO2-Werten eine relative Blutstase vor, die die Effizienz einer erfolgreichen Antidot-Behandlung immer weiter in Frage stellt (eigene Erfahrungen, s. unten).

Um möglichen Komplikationen in Form irreversibler Schädigungen der Schwellkörpermuskulatur aus dem Weg zu gehen, wie sie etwa von Spycher und Hauri [14] beschrieben wurden, entschieden wir uns für ein Zwei-Stufen-Therapieschema, das sowohl für Pharmakon-induzierte prolongierte Erektionen als auch für idiopathische/traumatische Priapismen zum Tragen kommen und im folgenden erläutert werden soll. Prinzipiell setzen wir bei Pharmakon-induzierten prolongierten Erektionen die Einschreitgrenze bei 5 Stunden an.

5 Stunden Erektion

Alle Patienten, die 5 Stunden nach Applikation einer vasoaktiven Substanz weiterhin eine vollständige Erektion vorweisen, werden gemäß Stufenplan I (Tab. 1) behandelt. Unter ständiger Blutdruckkontrolle wird ein Antidot über eine 27 G-Nadel in den erigierten Schwellkörper an der Penisbasis injiziert. Führt diese Gegenmaßnahme nicht zur Detumeszenz oder entwickelt sich innerhalb der folgenden 30 Minuten erneut eine Erektion, so kann ein zweiter Versuch mit dem Antidot in doppelter Dosierung durchgeführt werden. Es gilt zu beachten, daß die Antidota stets in den erigierten Schwellkörper an der Penisbasis injiziert werden. Führt auch die zweite Applikation nicht zur gewünschten Detumeszenz, so kann nach weiteren 15 Minuten mittels Aspiration von mindestens 150 ml Blut die Schwellkörpererschlaffung herbeigeführt werden. Um möglichen Hämatombildungen vorzubeugen, bleibt die Injektionsnadel nach erfolgter Antidotapplikation an der Penisbasis liegen, die Blutaspiration wird über ein 19 G Butterfly-Nadel, die ebenfalls an der Penisbasis eingestochen wird, durchgeführt. Nach Erreichen vollständiger

Tabelle 1 Stufenplan I für die Therapie prolongierter Erektionen

ab 5 Stunden Erektion

↓

Antidot (27 G-Nadel)
unter RR-Kontrolle

↓

ggf. nach 30' 2. Versuch
Antidot (doppelte Menge)

↓

nach 15' Aspiration bis Detumeszenz (> 150 ml)
(19 G Butterfly, an Penisbasis einstechen)
+ 10' Kompression des Penisschaftes (zirkulärer Verband!)

Detumeszenz werden beide Nadeln entfernt und ein 10- bis 20minütiger Kompressionsverband am Penisschaft angelegt.

Da wir jedoch zunehmend von außerhalb zugewiesene prolongierte Erektionen oder Priapismen mit einer Dauer von über 6 Stunden sehen, wurde der Stufenplan II (Tab. 2) aufgestellt.

Tabelle 2 Stufenplan II zur Therapie prolongierter Erektionen von über 6 Stunden Dauer

über 6 Stunden Erektion

↓

Doppler-Sono
+ BGA (heparinis. 2ml Spritze, 27 G Nadel)

↙ ↘

HIGH FLOW	LOW FLOW
(pO2 > 60; pCO2 < 70; pH > 7,0)	(pO2 < 60; pCO2 > 70; pH < 7,0)
↓	↓
Antidot (ggf. 2×) unter RR-Kontrolle	Aspiration (19 G Butterfly, an Penisbasis einstechen) bis Detumeszenz (> 150 ml) + 10' Kompression des Penisschaftes (zirkulärer Verband!)
↓	
Aspiration (> 150 ml) + 10' Kompression	
↓	↓
OP	OP

Prolongierte Erektionen über 6 Stunden

Bei Patienten, die von außerhalb zugewiesen werden und nicht dem eigenen Patientengut entstammen sowie im Falle von über sechsstündigen prolongierten Erektionen bzw. Priapismen, muß vor dem eigentlichen therapeutischen Einschreiten die Differentialdiagnose zwischen dem sog. „highflow" und „low flow"-Priapismus vorangestellt werden. Während beim high-flow-Priapismus die penile Blutzirkulation aufrecht erhalten ist und die intrakorporalen Blutgas-Analysen eine nur geringgradige Hypoxie zeigen (pO2 über 60 mmHg; pCO2 unter 70 mmHg; pH über 7,0), muß man beim low flow-Priapismus von einer relativen Blutstase sprechen (pO2 unter 60 mmHg; pCO2 über 70 mmHg; pH unter 7,0). Die eigentliche Differentialdiagnose zwischen beiden Priapismusformen ist sowohl durch eine dopplersonographische Untersuchung möglich (hohe arterielle Flußgeschwindigkeiten vs. geringem oder keinem arteriellen Flow) als auch durch intrakorporale Blutgasanalysen. Im Falle eines high-flow-Priapismus verfährt man gemäß dem Stufenplan I mit der Applikation eines Antidots (Alpha-Sympathomimetikum), gegebenenfalls kann die Injektion mit doppelter Dosierung wiederholt werden (s. Tab. 2). Führt diese Maßnahme nicht zum Erfolg, so muß auch in diesem Falle aspiriert werden.

Beim low-flow-Priapismus hingegen ist eine primäre Antidot-Behandlung nicht empfehlenswert, da durch das saure Milieu und die Schwellkörperhypoxie ein Ansprechen der glattmuskulären Elemente des erektilen Gewebes auf ein Alpha-Sympathomimetikum eingeschränkt und die Gefahr einer Ischämieverstärkung zu groß ist. In diesem Falle muß initial stets versucht werden, die penile Detumeszenz durch Blutaspiration aus der Penisbasis zu erreichen. Führt dies jedoch nicht zum Erfolg und bildet sich erneut eine vollständige Erektion nach Blutaspiration aus, so handelt es sich in aller Regel bei der erneut auftretenden Erektion um einen high flow-Priapismus, der gemäß Stufenplan I therapiert wird.

Wenngleich in unserem behandelten Patientengut in keinem Fall eine Operation notwendig wurde, haben wir dennoch die operative kavernöse Shuntbildung, beispielsweise nach Winter, an das Ende unseres 2-Stufen-Therapieplanes gestellt.

In allen Fällen konnte bei den von uns behandelten Patienten mit prolongierter Erektion bzw. Priapismus durch obengenanntes Stufenschema eine vollständige Detumeszenz ohne bleibende Schäden für die Erektionsfähigkeit erreicht werden.

Antidota

Eine wichtige Frage in dem von uns vorgestellten Therapieplan ist die nach dem zu verwendenden Antidot. Tab. 3 gibt eine Auflistung der häufigsten in der Literatur zu findenden und sich bewährten Sympathomimetika wieder.

Tabelle 3 Antidota

Metaraminol (Araminum®)	–	2 mg (1 Amp. [10 ml] 1 ml = 10 mg; 0,2 ml Lsg mit NaCl auf 1 ml auffüllen)
Epinephrin (Suprarenin®)	–	0.03 mg (1 Amp. [1 : 1000] 1 ml = 1 mg; 0,5 ml Lsg auf 50 ml NaCl verdünnen, davon 3 ml [= 0,03 mg] inj.)
Etilefrin (Effortil®)	–	5 bis 20 mg

Eine Umstellung auf andere Alpha-Mimetika als das von Brindley (1984, 1986) beschriebene Metaraminol (Araminum) war notwendig geworden, da es in einigen Fällen zu Hypertoniekrisen gekommen war, die eine intensivmedizinische Behandlung erforderlich gemacht hatten, sowie von 3 nicht sicher Metaraminol-induzierten Todesfällen bei der Behandlung einer prolongierten Erektion [19, 5] berichtet wurde. Von den möglichen alternativ einsetzbaren Alpha-Sympathomimetika [22] haben sich zwei Präparate als effektiv und bei sachgemäßer Handhabung als komplikationslos erwiesen: Epinephrin (Suprarenin) und Etilefrin (Effortil) in den Dosierungen 0,03–0,06 mg bez. 5–20 mg (s. Tab. 1). Wir entschieden uns primär für Epinephrin, da die Wirksamkeit gegenüber Etilefrin, wie es von Dann et al. [3] eingesetzt wurde, größer ist. Ob und inwieweit dieser Unterschied klinisch relevant ist, läßt sich aufgrund fehlender Vergleichsstudien nicht belegen, so daß in Anbetracht der ähnlich guten Erfolgsraten sowohl Suprarenin als auch Effortil verwendet werden können.

Komplikationen nach Antidot-Injektion

In dem von uns behandelten Patientengut mit prolongierten Erektionen trat in der Phase des Einsatzes von Metaraminol in einem Fall eine hypertensive Blutdruckkrise auf, wobei es sich hier um einen Dosierungsfehler gehandelt hatte. Seit Verwendung von Suprarenin sahen wir keine der möglichen Komplikationen. Dennoch ist daran zu denken, daß folgende Nebenwirkungen auftreten können, insbesondere dann, wenn unsachgemäße Handhabungs- oder Überdosierungsfehler gemacht werden: Blutdruckkrise, Schwindel, Erbrechen, Übelkeit, Desorientiertheit. Sollte es im Rahmen der Therapie zu einer Blutdruckkrise kommen, so empfiehlt sich der Einsatz von Nifedipin (Adalat 10 mg) sublingual, im Einzelfall kann auch bei Therapieversagen Catapresan 0,15 (1 Ampulle) subkutan unter ständiger Blutdruckkontrolle verabreicht werden.

Zusammenfassend kann festgestellt werden, daß bei Beachtung der beschriebenen Therapieschemata und der folgenden Vorsichtsmaßnahmen prinzipiell keine gefährlichen Nebenwirkungen in der Therapie der prolongierten Erektion bzw. des Priapismus zu erwarten sind:

1. Injiziere niemals in den semirigiden Penis;
2. die Injektion hat stets unilateral, intrakorporal und langsam an der Penisbasis zu erfolgen;
3. bei bekanntem Hypertonus empfiehlt sich die prophylaktische Gabe von 10 mg Nifedipin sublingual vor Gabe des Antidots.

Um alle notwendigen therapeutischen Schritte schnell und komplikationslos durchführen zu können, haben wir ein Notfall-Set für die prolongierte Erektion zusammengestellt, das in unserer Klinik dem diensthabenden Assistenten die durchzuführenden Behandlungsschritte und dazu notwendigen Materialien in die Hand gibt (Tab. 4, Abb. 2).

Tabelle 4 Notfall-Set für prolongierte Erektion und Priapismus

1. Einmalnierenschale (dient gleichzeitig als Set-Schachtel)
2. zwei Päckchen SOFNET II-sterile Kompressen (7,5 cm × 7,5 cm)
3. ein Paar Untersuchungshandschuhe (medium size)
4. Spritzen:
   - 4.1 eine 5 ml Einmalspritze (für Antidot-Applikation)
   - 4.2 eine 20 ml Einmalspritze (zur Blutaspiration)
   - 4.3 eine 2 ml Einmalspritze (für Schwellkörper-BGA)
5. Nadeln:
   - 5.1 eine 27 G-Kanüle (für Antidot-Applikation)
   - 5.2 eine 19 G-Butterfly Kanüle (zur Blutaspiration)
   - 5.3 eine 27 G-Kanüle (für Schwellkörper-BGA)
6. Pharmaka:
   - 6.1 eine Ampulle SUPRARENIN 1:1000 (1 ml Amp.; = Antidot)
   - 6.2 eine 50 ml Flasche KOCHSALZ 0,9% (zur Antidotverdünnung)
   - 6.3 eine Kps. ADALAT 10 mg, subl.
   - 6.4 eine Ampulle HEPARIN-Na 5000 I. E.; 0,5 ml (für BGA-Spritze)
7. eine kleine Rolle hautfreundliches Pflaster (für Kompressionsverband)
8. Therapieschema in Kopie

Das gesamte Notfall-Set in der Nierenschale einschweißen!

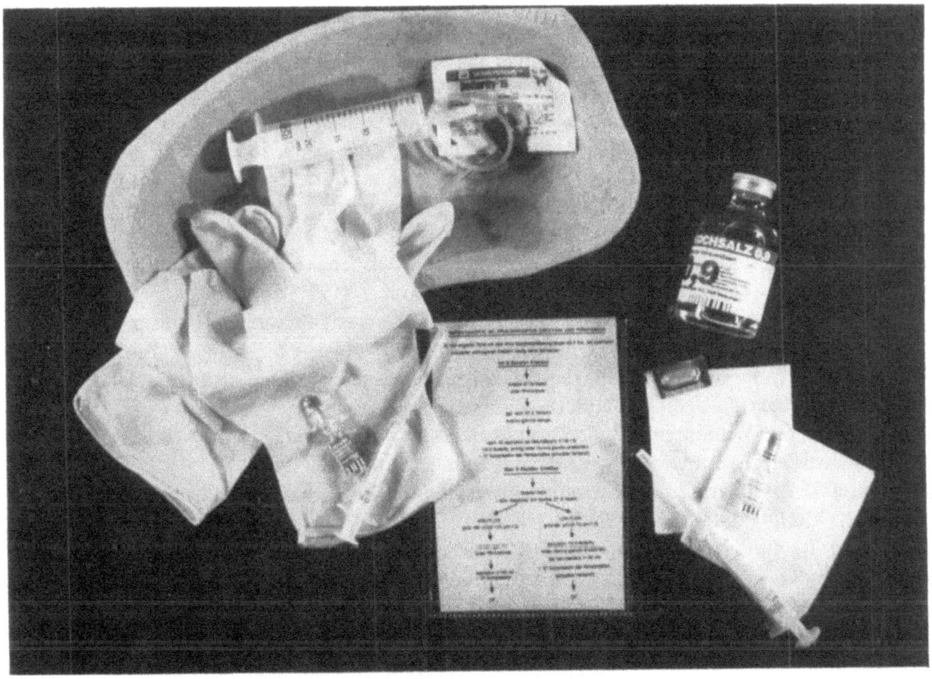

Abb. 2 Notfall-Set für die prolongierte Erektion

Literatur

[1] Block, T., W. Sturm, G. Ernst et al.: Metaraminol in der Therapie verschiedener Priapismusformen. Urologe A, *27* (1988) 225–229.

[2] Brindley, G. S.: Cavernosal alpha-blockade: a new technique for investigating and treating erectile impotence. Brit. J. Psychiat. *143* (1983) 332.

[3] Dann, T., K. R. Kutscher, P. Renner, A. G. Hofstetter: Etilefrin (Effortil) zur Behandlung prolongierter Erektionen nach intracavernöser Gabe von vasoaktiven Substanzen, 218. DGU XL. Kongreß in Saarbrücken, September/October, 1988.

[4] Jünemann, K. P., E. Jecht, V. Müller-Mattheis et al.: Offene Multizenterstudie zur Differentialdiagnostik der erektilen Dysfunktion mit einer Papaverin-Phentolamin-Kombination (BYO23). Urologe [A] *27* (1988) 2–7.

[5] Hashmat, A. I., J. Abraham: Papaverine induced priapism, a lethal complication. J. Urol. *137* (1987) 829–836.

[6] Lue, T. F., E. A. Tanagho: Physiology of erection and pharmacological management of impotence. J. Urol. *137* (1987) 829–836.

[7] Lue, T. F.: A simple office penodynamic test. J. Urol. *141* (1989) A 473.

[8] Padma-Nathan, H., I. Goldstein, R. J. Krane: Treatment of prolonged or priapistic erections following intracavernosal papaverine therapy. Sem. Urol. *IV/4* (1986) 236–238.

[9] Porst, H., H. van Ahlen: Pharmakon-induzierte Priapismen – Ein Erfahrungsbericht über 101 Fälle. Urologe [A] *28* (1989) 84–87.
[10] Porst, H.: Prostaglandin E_1 bei erektiler Dysfunktion. Urologe [A] *28* (1989) 94–98.
[11] Schramek, P., R. Dorninger, M. Waldhauser et al.: One year clinical experience with Prostaglandin E_1 in diagnosis and treatment of erectile dysfunction, 154. Third Biennial World Meeting on Impotence, Boston, Massachusetts, October 6–9, 1988.
[12] Sidi, A. A., J. S. Cameron, L. M. Duffy, P. H. Lange: Intracavernous drug-induced erections in the management of male erectile dysfunction: experience with 100 patients. J. Urol. *135* (1986) 704.
[13] Sidi, A. A., K. K. Chen: Clinical experience with vasoactive intracavernous pharmacotherapy for the treatment of impotence. World J. Urol. *5* (1987) 156–159.
[14] Spycher, M. A., D. Hauri: The ultrastructure of the erectile tissue in priapism. J. Urol. *135* (1986) 142–147.
[15] Stackl, W., R. Hasun, M. Marberger: Intracavernous injection of Prostaglandin E1 in impotent men. J. Urol. *140* (1988) 66–68.
[16] Stief, C. G., W. Bähren, W. F. Thon, J. E. Altwein: Side effects of vasoactive drugs in diagnosis and therapy of erectile dysfunction. J. Urol. *137* (1987) 185.
[17] Trapp, J. D.: Pharmacologic erection program for the treatment of male impotence. South. Med. J. *80/4* (1987) 426–427.
[18] Virag, R.: Intracavernous injection of papaverine for erectile failure. Lancet *II* (1982) 938.
[19] Watters, G. R., E. J. Keogh, C. J. Carati et al.: Prolonged erections following intracorporeal injection of medications to overcome impotence. Brit. J. Urol. *62* (1988) 173–175.
[20] Weiske, W. H.: Prolonged erection by vasoactive drugs – its avoidance with PGE_1. Third Biennial World Meeting on Impotence. Boston, Massachusetts, October 6–9, 1988.
[21] Wetterauer, U., M. Zentgraf: Impotenz: Komplikationen der Autoinjektionstherapie. Akt. Urol. *19* (1988) 315–320.
[22] Zentgraf, M., M. Baccouche, K. P. Jünemann: Diagnosis and treatment of erectile dysfunction using papaverine and phentolamine. Urologia Int. *43/2* (1988) 65–75.
[23] Zorgniotti, A. W., R. S. LeFleur: Auto-injection of the corpus cavernosum with a vasoactive drug combination for vasulogenic impotence. J. Urol. *113* (1985) 39–41.

Schwellkörperfibrose bei Langzeittherapie

S. C. Müller

Die zunehmende Offenheit unserer Gesellschaft gegenüber der Sexualität sowie die Entwicklung der intrakavernösen Injektion vasoaktiver Substanzen hat wesentlich zu einer Verbesserung der Situation impotenter Patienten seit den frühen 80er Jahren beigetragen. Neben der diagnostischen Wertigkeit führen entsprechend der Literatur [5] weit über 1000 Patienten die Autoinjektionstherapie durch, wobei das durchschnittliche Follow-up ca. 12 Monate beträgt. Neben lokalen Nebenwirkungen wie Hämatomen an der Einstichstelle und prolongierten Erektionen sowie systemischen Nebenwirkungen, die sich hauptsächlich auf die Kreislaufsituation beziehen, interessieren vor allem mögliche Effekte im Rahmen einer Langzeittherapie und hier insbesondere die Entwicklung einer intrakavernösen Fibrose.

Untersuchungen am Menschen zeigen hier ein Follow-up von nicht länger als 3 Jahren. Eine möglicherweise medikamentenbedingte Fibrose des Corpus cavernosum bzw. eine Verdickung der Tunica albuginea am Injektionsort tritt bei höchstens 3% der Patienten im Verlauf der Autoinjektionstherapie auf [5]. Da es aber bereits nach einer einzige intrakavernösen Injektion zu bedeutsamen fibrotischen Veränderungen des Schwellkörpergewebes kommen kann [3], muß eine individuell unterschiedliche Reaktion dieses Gewebes auf irritative Reize der injizierten Substanz angenommen werden. Diese Art der Unverträglichkeitsreaktion läßt sich wahrscheinlich wiederum auf unphysiologisch saure pH-Werte der jeweiligen vasoaktiven Substanzen zurückführen. In Tierversuchen an Affen wurde neben der injektionsbedingten Fibrose des Schwellkörpergewebes auch eine Hypertrophie der glatten Muskulatur an Stellen beobachtet, die weit entfernt von der jeweiligen Einstichstelle lagen [2].

Den Angaben der Literatur entsprechend bilden sich 1/4 der fibrotischen Veränderungen spontan zurück [5]. Unsere eigene Erfahrung mit diesem Patientengut wie auch die vieler anderer Autoren weisen jedoch darauf hin, daß viele Patienten im Laufe der Zeit weniger häufig eine Autoinjektion vornehmen, wenn nicht sogar spontan diese Therapiemöglichkeit beenden. Eventuell ist darin der Grund für eine spontane Rückbildungsrate der Fibrosierungsvorgänge zu suchen. Erneut weisen jedoch Untersuchungen am Affen darauf hin, daß die Wahl des zu injizierenden Medikamentes eine entscheidende Bedeutung besitzt für die Entstehung der pathologischen Schwellkörperveränderungen [1]. Die Monotherapie mit zwangsläufig höheren Dosen von Papaverin scheint im Vergleich zur Anwendung von Papaverin und Phentolamin im Hinblick auf die lokale Verträglichkeit von Nachteil zu sein. Noch bessere Ergebnisse kann man vom Prostaglandin E1 erwarten [4], jedoch muß ein längeres Follow-up dieser Patientengruppe abgewartet werden.

Natürlich kann man argumentieren, daß die einzige Therapiealternative für diese Patienten eine Penisprothese wäre, und daß bei völliger Fibrosierung und fehlendem Ansprechen des Schwellkörpergewebes auf die Injektionstherapie eine Prothese jederzeit eingesetzt werden kann. Man muß jedoch annehmen, daß immer noch viele Patienten aus psychogener Ursache die Autoinjektionstherapie durchführen. Da verschiedene Langzeiteffekte dieser Therapieform noch nicht ganz geklärt sind, sollte nach wie vor eine sorgfältige Patientenselektion anhand objektiver diagnostischer Kriterien durchgeführt werden. Nur die weitergehende Beobachtung klinischer Langzeitverläufe sowie die wissenschaftliche Forschung bezüglich der Interaktion von glatter Schwellkörpermuskulatur und zu injizierenden Substanzen werden diese Fragen klären können.

Literatur

[1] Aboseif, S. R., I. Breza, W. Diederichs et al.: Effect of chronic intracavernous injection of Papaverine and Prostaglandin E1 on erectile tissue in monkeys. J. Urol. *139* (1988) 257 A.

[2] Abozeid, M., K.-P. Juenemann, J.-A. Luo et al.: Chronic Papaverine treatment: the effect of repeated injections on the simian erectile response and penile tissue. J. Urol. *138* (1987) 1263.

[3] Benson, G. S.: Intracavernosal injection therapy for impotence. J. Urol. *138* (1987) 1262.

[4] Stackl, W., R. Hasun, M. Marberger: Intracavernous injection of Prostaglandin E1 in impotent men. J. Urol. *140* (1988) 66.

[5] Wetterauer, U., M. Zentgraf: Impotenz: Komplikationen der Autoinjektionstherapie. Eine Übersicht. Akt. Urol. *19* (1988) 315.

Akzeptanz und juristische Aspekte

Auswirkungen der Schwellkörper-Autoinjektionstherapie (SKAT) auf Psyche und Partnerschaft bei Patienten mit chronischer erektiler Dysfunktion

W. Bähren, W. Scherb, H. Gall, R. Beckert, G. Holzki

Einleitung

Die in den letzten 10 Jahren gesammelten Grundlagenkenntnisse über Anatomie und Physiologie der Erektion haben gemeinsam mit der Einführung intrakavernös applizierter vasoaktiver Substanzen das Verständnis der pathophysiologischen Zusammenhänge bei chronischer Erektionsstörung revolutioniert. Als einer der daraus sich entwickelnden therapeutischen Ansätze hat die bedarfsabhängige intrakavernöse Injektion des Medikamentengemisches aus Papaverin und Regitin sich weltweit an zahlreichen Zentren etabliert. Nach sorgfältiger multidisziplinärer Diagnostik und bei gewissenhafter Patientenselektion, Indikationsstellung und Beachtung der Kontraindikationen konnte an großen Kollektiven die Effizienz, Verträglichkeit und Sicherheit der Schwellkörper-Autoinjektionstherapie (SKAT) über einen Zeitraum von bis zu 4 Jahren belegt werden [4, 11, 13, 15, 16, 17, 18, 19, 21, 22, 23].

Das therapeutische Ziel der Behandlung besteht darin, über die Induktion und Erhaltung einer qualitativ quasi physiologischen Erektion [14] die Kohabitation als intimstes partnerschaftliches Kommunikationsmittel dem Patienten wieder zu ermöglichen. Im Mittelpunkt der vorliegenden Untersuchung steht die Frage, welche Folgewirkungen durch diese Behandlung auf die Psyche der betroffenen Patienten und auf die Qualität der ehelichen/partnerschaftlichen Beziehung erkennbar werden.

Material und Methode

An 205 Patienten, denen SKAT zur Therapie der chronischen erektilen Dysfunktion verordnet worden war, wurde im Dezember 1987 ein in multiple-choice-Art aufgebauter semistrukturierter Fragebogen mit zusätzlichem Raum für freie Beantwortungen zugesandt. Alle Patienten waren zuvor ambulant multidisziplinär untersucht worden und unter stationären Bedingungen nach der SKAT-Dosistestung sorgfältig in die Technik der Autoinjektion eingewiesen worden. Eine ausführliche Aufklärung über die Erkrankung selbst, die Wirkungsweise des Medikamentes, die möglichen Risiken, die möglichen Spätschäden der Behandlung und eine schriftliche Einwilligungserklärung waren obligat.

Als Kontraindikationen der SKAT-Behandlung wurden eine schwere koronare Herzkrankheit, Herzrhythmusstörungen LOWN IV und V, Nieren-, Leber- und Herzinsuffizienz, arterielle Verschlußkrankheit im Stadium III und IV, manifeste Suchterkrankung, Störung der kognitiven und geistigen Entwicklung sowie sexuelle Deviation beachtet.

Nach Adaptierung der individuell nötigen Dosis für eine ca. 30- bis 60minütige volle Erektion unter klinischen Bedingungen und nach Erlernung der Injektionstechnik wurden die Patienten mit dem Lösungsgemisch aus 15 mg/ml Papaverinhydrochlorid und 0,5 mg/ml Phentolamin für 10 Autoinjektionen provisioniert und entlassen. Die Dauer der Therapie reichte von minimal 3 bis maximal 36 Monaten, die Zahl der durchgeführten Autoinjektionen lag in Abhängigkeit von der Therapiedauer zwischen 10 und 260 Injektionen pro Patient. Die Injektionen selbst erfolgten mit einer ultradünnen Nadel (26 G) senkrecht in das Dorsum des gestreckten Penis ca. 2–4 mm lateral der Medianlinie und ca. 1 cm von der Bauchwand entfernt. Die Patienten wurden angewiesen, wöchentlich nicht mehr als 2 Injektionen vorzunehmen. Ambulante Kontrolluntersuchungen fanden nach 10, 25 und 50 Autoinjektionen statt. Die Ausgabe des SKAT-Medikamentes erfolgte nur bei persönlicher Vorstellung im Anschluß an die Nachuntersuchung.

Es wurden diejenigen Fragebögen ausgewertet, die vollständig und eindeutig beantwortet worden waren. Patienten mit weniger als 10 Autoinjektionen unter häuslichen Bedingungen und/oder einer Therapiezeit unter 3 Monaten wurden nicht in die Auswertung aufgenommen.

Ergebnisse

Von 205 versandten Fragebögen erreichten 197 den Empfänger. 5 Fragebögen wurden von der Post als unzustellbar zurückgesandt. 3 Patienten waren nach Mitteilung der Angehörigen verstorben; als Todesursachen waren Polytrauma nach Verkehrsunfall und metastasierendes Rektumkarzinom angegeben worden, einmal wurde die Todesursache nicht genannt. Innerhalb eines Zeitraums von 10 Wochen wurden 170 von 197 Fragebögen ausgefüllt zurückgesandt, dies entspricht einer Rückantwortquote von 86,3%. 10 Patienten mit weniger

Tabelle 1 Patientenkollektiv und auswertbare Fragebögen

Gesamtzahl versandter Fragebögen an Patienten, denen SKAT verordnet wurde:		205
– unbekannt verzogen	5	
– verstorben	3	
– den Studienkriterien nicht entsprechend (< 10 Inj., < 3 Mon. SKAT)	10	
Für die Studie relevantes Kollektiv:		187
– davon geantwortet	160	
– inkomplette Antwort	4	
Für die Studie auswertbare Antwortbögen:		156

Rückantwortquote: 170 von 197 = 86,3%

als 10 häuslichen Autoinjektionen und/oder weniger als 3 Monaten Therapiedauer wurden gemäß den eingangs erwähnten Studienkriterien von der Auswertung ausgeschlossen. In 4 Fällen waren die Antworten unvollständig oder widersprüchlich, so daß insgesamt 156 auswertbare Fragebögen zur Verfügung standen (Tab. 1).

Bei den Ursachen der erektilen Dysfunktion dominierten als solitäre oder kombinierte Faktoren arterielle und neurogene pathologische Veränderungen (Tab. 2). 14 Patienten waren trotz nachgewiesener venöser/kavernöser Verursachung in das SKAT-Programm aufgenommen worden, weil eine unter stationären Bedingungen erzielbare gute Tumeszenz mit mittlerer Rigidität (E4) erwarten ließ, daß bei häuslicher Autoinjektion suffiziente Erektionen induzierbar sind.

Tabelle 2 Ursache der chronischen erektilen Dysfunktion nach multidisziplinärer Untersuchung bei Patienten im SKAT-Programm (N = 156):

I	Psychogen verursacht		9
II	Neurogen	29	62
	Neurogen plus arteriell	31	
	Neurogen plus psychogen	1	
	Neurogen plus venös	1	
III	Arteriell		63
IV	Venös/kavernös	4	14
	Venös, z. n. OP	4	
	Venös plus arteriell	6	
V	Ursache nicht klar erkennbar		8
			156

Zu Frage 1: Beurteilung der SKAT als Therapie meiner Erektionsstörung insgesamt (Tab. 3)

8 Patienten (5,1%) beurteilten die Therapie global als ungenügend bzw. unzumutbar, 3 Patienten (1,9%) als ausreichend. In allen diesen Fällen war anhand der freien Antworten erkennbar, weshalb diese Beurteilung zustande kam: Bei 8 von 11 Patienten führte eine ungenügende Wirkung der Behandlung zur negativen Beurteilung, bei 7 dieser 8 Patienten bestand eine nachgewiesene venöse/kavernöse Verursachung (Tab. 4). Von insgesamt 85,9% der Patienten wurde die Therapie als gut oder sehr gut eingeschätzt, mit weiteren 7,1% zufriedener Patienten errechnet sich eine positive Globalbeurteilung der Therapie von 93,0%. Von der freien Antwortmöglichkeit bei

Tabelle 3 Beurteilung der SKAT als Therapie meiner Erektionsstörung insgesamt:

Die Behandlung beurteile ich als			
sehr gut	73	46,8%	93,0%
gut	61	39,1%	
befriedigend	11	7,1%	
ausreichend	3	1,9%	
ungenügend/unzumutbar	8	5,1%	
Summe	156	100 %	

Tabelle 4 Gründe für Beurteilung „ausreichend“ oder „ungenügend“ in Frage I (freie Antworten):

	Ursache der eD
ausreichend:	
– zu kurze Wirkdauer	v + a
– Spritze und Medikament nicht immer zur Hand	a
– nicht immer wirkt	v, z. n. OP
ungenügend bzw. unzumutbar:	
– keine ausreichende Erektion	v
– keine genügende Wirkung	v + n
– schmerzhafte Injektion, umständlich, Kosten von KK nicht ersetzt	v + a
– prolongierte Erektion, „Gefühl eingedämpft“	n
– meist keine Wirkung	v
– wirkt nicht	v, z. n. OP, a
– meist ungenügende Wirkung, psych. und phys. Belastung durch Injektion	a, n
– ungenügende Wirkung	unklar

v = venös, a = arteriell, n = neurogen

Frage 1 wurde 74mal Gebrauch gemacht. 40 Patienten hoben die zuverlässige Wirkung der Therapie, die einen normalen Geschlechtsverkehr wieder ermöglicht, hervor. 11mal wurde die positive Auswirkung auf das Selbstwertgefühl und die Partnerschaft hervorgehoben. 7mal wurde die problemlose, einfache und sichere Anwendung genannt. In 3 Fällen wiesen die Patienten auf das Fehlen von Alternativen hin. 2mal wurde angegeben, daß fehlende Spontaneität als Einschränkung angesehen wurde und zur Beurteilung „befriedigend" geführt hatte.

Zu Frage 2: Auswirkung auf Persönlichkeit/Selbstwertgefühl (Tab. 5)

78,2% der Patienten gaben an, daß ihr Selbstwertgefühl als Folge der Therapie positiv beeinflußt worden war, wobei 43,6% der Patienten ankreuzten, daß sich ihr Selbstwertgefühl deutlich verbessert habe und sie sich „wieder als Mann" fühlten. Bei 7 Patienten (identisch mit 7 von 8 Patienten, die SKAT in Frage 1 als ungeügend bewerteten) war ein vermindertes Selbstwertgefühl angegeben und in 3 Fällen durch die freie Antwort „enttäuschte Hoffnung" erläutert worden.

Tabelle 5 Auswirkung auf Persönlichkeit-Selbstwertgefühl

keine Auswirkung	27	17,3%	
gehobenes Selbstwertgefühl	54	34,6%	78,2%
fühle mich wieder als Mann	68	43,6%	
vermindertes Selbstwergefühl	7*	4,5%	
	156	100 %	

* identisch mit 7/8 Patienten, die SKAT in Frage I als ungenügend bewerten

Zu Frage 3: Auswirkung der Behandlung auf Ehe/Partnerschaft (Tab. 6)

22,4% der Patienten sahen keine positiven oder negativen Auswirkungen der Behandlung auf ihre Ehe oder Partnerschaft. Sofern freie Antworten hierzu gegeben wurden, verwiesen die Patienten darauf, daß das Verständnis der Ehefrau bzw. die stabile und intakte eheliche Gemeinschaft verhindert hätten, daß negative Einflüsse auf die Beziehung deutlich geworden wären.

In insgesamt 71,8% der Antworten wurde eine positive Auswirkung der Therapie auf die eheliche/partnerschaftliche Beziehung deutlich. 14 Patienten (9%) gaben an, daß durch die Behandlung ihre Ehe/Partnerschaft gerettet worden sei. Eine negative Auswirkung auf die Beziehung wurde von 7 Patienten (4,5%) berichtet. Alle diese Patienten hatten die Frage 1 mit ungenügend bewertet.

Tabelle 6 Auswirkung der Behandlung auf Ehe/Partnerschaft:

keine Auswirkung	35	22,4%	
Verschlechterung der Beziehung	7*	4,5%	
verbesserte eheliche/partnerschaftliche Beziehung	98	62,8%	} 71,8%
hat Ehe/Partnerschaft gerettet	14	9,0%	
Partnerschaft/Ehe auseinandergegangen	2**	1,3%	
	156	100 %	

* Identisch mit 7/8 Patienten, die SKAT in Frage I mit ungenügend bewerten
** Aus anderen Gründen als Erektionsproblemen

Zu Frage 4: Auswirkung auf Angst vor Versagen (Tab. 7)

Bei 79,4% der Patienten war festzustellen, daß im Zusammenhang mit der chronischen Erektionsstörung eine deutliche Versagensangst bestanden hatte, die im Verlauf der Therapie entweder abgenommen (25,6%) oder sich vollständig zurückgebildet (53,8%) hatte. Eine Zunahme der Versagensangst trat bei all den Patienten ein, bei denen wegen ungenügender Wirksamkeit eine zuverlässige Induktion der Erektion nicht stattfand.

Tabelle 7 Auswirkung auf Angst vor Versagen:

keine Auswirkung	22	14,1%	
Versagensangst hat zugenommen	10	6,4%	
Versagensangst hat abgenommen	40	25,6%	} 79,4%
keine Versagensangst mehr	84	53,8%	
	156	100 %	

Zu Frage 5: Mittelfristige Wirkung der SKAT-Behandlung (Tab. 8)

96 Patienten (61,9%) waren zur Erlangung einer suffizienten Erektion ständig auf SKAT angewiesen. 18 Patienten dieser Gruppe fühlten sich dabei auf störende Weise von der Injektion abhängig. Bei 33,3% der Patienten war ein über die jeweilige Injektion hinausgehender mittelfristiger therapeutischer Erfolg erkennbar. 18,7% gaben an, zwischenzeitlich ohne SKAT wieder suffiziente Spontanerektionen zu erleben, 9,6% brauchten SKAT nur noch in großen Abständen und 4,5% (7 Patienten) waren durch die Injektionstherapie von ihrer sexuellen Funktionsstörung geheilt. 8 Patienten brachen die Therapie mit SKAT ab, die Gründe dafür gehen im einzelnen aus Tab. 4 hervor.

Tabelle 8 Mittelfristige Wirkung der SKAT-Behandlung:

Ich bin ständig auf SKAT angewiesen, da sonst eine Erektion nicht zustande kommt.	96	61,5%	
Zwischenzeitlich ist Verkehr auch ohne SKAT möglich.	30	19,2%	33,3%
Ich brauche SKAT nur noch in großen Abständen.	15	9,6%	
Ich habe keine Erektionsprobleme mehr, deshalb brauche ich SKAT nicht mehr.	7	4,5%	
Ich habe die Behandlung mit SKAT abgebrochen.	8	5,1%	
	156	100 %	

Diskussion

Chronische sexuelle Funktionsstörungen – auch wenn sie überwiegend organisch ausgelöst oder verursacht sind – können nicht isoliert vom psychischen Gesamtgefüge des Patienten betrachtet werden. Psychotherapeutische Grundkenntnisse des Arztes, der eine sexuelle Problematik behandelt, sind immer notwendig, auch wenn die Therapie ganz somatisch ausgerichtet ist [8]. Unabhängig von prädisponierenden und unmittelbar wirksamen Ursachen organischer oder seelischer Natur spielen bei fast allen sexuellen Funktionsstörungen Erwartungs- und Versagensängste (performance anxiety) als mitbedingende oder aufrechterhaltende Faktoren eine zentrale Rolle. Nach Masters und Johnson [10] sind Sexualprobleme eng mit Partnerschaftsschwierigkeiten verzahnt, sie bedingen sich oft gegenseitig; bei sexuellen Funktionsstörungen gibt es keinen unbeteiligten Partner. Nach Kockott [9] entwickelt sich ein *Selbstverstärkungsmechanismus* von Versagenserwartungen und Versagensängsten, der eine der wesentlichen psychischen Ursachen sexueller Funktionsstörungen des Mannes ist; er kann zum alleine aufrechterhaltenden Faktor geworden sein oder neben anderen Ursachen der Sexualstörung stehen.

Das therapeutische Ziel der Autoinjektionstherapie ist es, über die zuverlässige Induktion der Erektion einen quasi physiologischen Geschlechtsverkehr wieder zu ermöglichen. Die vorliegenden Daten beweisen, daß diese zuverlässige Wirksamkeit aus der Sicht des Patienten für die Gesamtbeurteilung der Therapie entscheidend ist. Diese zuverlässige Wirksamkeit führt dazu, daß der Selbstverstärkungsmechanismus aus Versagens- und Erwartungsängsten mit seinem phobischen Gepräge abgebaut oder aufgelöst wird, wie dies bei ca. 80% der Patienten unseres Kollektivs mit chronischer erektiler Dysfunktion erkennbar wird. Im Verlauf der Therapie kann sich dies prinzipiell in 3 Formen auswirken:

1. Bei Patienten mit deutlich ausgeprägter organischer Pathogenese und sekundären Versagensängsten ist zu beobachten, daß anfänglich eine ständige Reduktion der therapeutischen Dosis erfolgt, bis die Minimaldosis erreicht ist, die unter häuslichen Bedingungen den organischen Faktor zu überwinden vermag [20]. Zwar treten bei einem Teil dieser Patienten Verbesserungen der spontanen Erektionsfähigkeit auf, eine Kohabitation ohne SKAT wird jedoch wegen der ausgeprägten organischen Komponente nicht möglich.
2. Bei psychogener, überwiegend auf dem Selbstverstärkungsmechanismus beruhender erektiler Dysfunktion kommt es zur Auflösung der phobischen Situation und über die kontinuierliche Dosisreduktion und zunächst intermittierende, dann kontinuierliche Therapieunterbrechung zur Heilung der sexuellen Funktionsstörung.
3. Bei grenzwertiger organischer Pathogenese mit ausgeprägter sekundärer „Performance anxiety“ wird einerseits über den Abbau von Ängsten, andererseits wahrscheinlich über die positive Beeinflussung vaskulärer Faktoren (arterielle Dilatation, Anregung des Kollateralkreislaufs, Verbesserung der kavernösen Compliance) eine Situation erreicht, bei der nur noch intermittierend oder in großen Abständen Injektionen erforderlich sind.

Die von uns erhobenen Daten stehen in Übereinstimmung mit zahlreichen Beobachtungen anderer Autoren. Abber [1] registrierte bei 10% seiner Patienten schon nach 1–3 Testinjektionen eine deutlich verbesserte Erektionsfähigkeit. Robinette berichtet über Verbesserungen der spontanen Erektionsfähigkeit bei 11,5% seiner Patienten [17]. Buvat [3] beschreibt eine Verbesserung der Erektionsfähigkeit in 13 von 47 Fällen nach 3 und mehr intrakavernösen Injektionen von Papaverin unter klinischen Bedindungen, wobei in 9 von 13 Fällen eine psychogene Verursachung erkennbar war. Nellans spricht global von einer subjektiven Verbesserung der Erektionsfähigkeit bei 50% seiner Patienten und empfiehlt, die Injektionstherapie unterstützend zur bisherigen Sexualtherapie einzusetzen [12].

In einer Doppelblind-Cross-Over-Studie von Kiely mit dem Vergleich der intrakavernösen Injektion eines Papaverin/Phentolamingemisches (Verum) und Kochsalzlösung (Plazebo) gaben 6 von 7 Patienten mit psychogener Ätiologie eine anhaltende Verbesserung ihrer spontanen Erektionsfähigkeit im Anschluß an die Veruminjektion an, dagegen nur 1 Patient von 7 im Anschluß an die intrakavernöse Injektion von Kochsalzlösung [6]. Dies macht deutlich, daß der Plazeboeffekt der intrakavernösen Injektion auch bei psychogener Ätiologie sehr gering ist bzw. fehlt und die ein- oder wenige Male durchgeführte intrakavernöse Injektion von Papaverin/Phentolamin die erektile Dysfunktion psychogener Ätiologie anhaltend bessern oder heilen kann. In einer weiteren Studie berichtet Kiely über die Verbesserung der Spontanerektionen bei 19 von 24 Patienten mit psychogen verursachter erektiler Dysfunktion [7]. In einer kontrollierten Studie konnte Aravena 26 von 30 Patienten mit psychogener erektiler Dysfunktion durch die intrakavernöse Injektion von 20–80 mg Papaverin heilen [2]. In der Plazebokontrollgruppe zeigte sich dagegen kein therapeutischer Erfolg. Williams hat insgesamt 181 Patienten mit chronischer erektiler Dysfunktion in einem umfangreichen Diagnostik- und Therapieprogramm unter Einschluß der intrakavernösen Anwendung von Papaverin/Phentolamin untersucht und behandelt. 17 von 181 Patienten gaben bereits nach der ersten pharmakologisch induzierten intrakavernösen Injektion eine normalisierte Erektionsfähigkeit an, 11 weitere Patienten mit psychogener erektiler Dysfunktion wurden im Rahmen der Autoinjektionstherapie geheilt [23].

Diese Studien von Kiely, Aravena und Williams sowie unsere Ergebnisse zeigen, daß alleine mit der Durchbrechung des Circulus vitiosus von Versagensangst durch die pharmakologische Induktion suffizienter Erektionen eine Heilung der psychischen erektilen Dysfunktion erzielt werden kann und eine entscheidende Verbesserung der Spontanerektion bei Patienten mit organischer Ursache und deutlicher reaktiver psychogener Komponente möglich ist. Auf der Grundlage dieser Ergebnisse ist es sinnvoll, dem Vorschlag von Jünemann zu folgen [5], nach Abschluß der Diagnostik und individuellen Dosiseinstellung zunächst über einen Zeitraum von 4 Wochen insgesamt 8 Injektionen ambulant vom Arzt durchzuführen (Schwellkörper-Injektionstherapie = SKIT). Sollte es unter der kurmäßigen SKIT nicht zu einer entscheidenden Verbesserung der spontanen Erektionsfähigkeit und Normalisierung des Sexuallebens kommen, kann der Übergang zur Schwellkörper-Autoinjektionstherapie erfolgen. Dieses Vorgehen beinhaltet einige praktische Vorteile:

- engmaschige Begleitung des Patienten in der Anfangsphase der Therapie und Vermeidung von Fehlern bei der Applikation,
- optimale individuelle Dosiseinstellung und Ergebnisprotokollierung,
- langsames Heranführen und Gewöhnen des Patienten und seiner Partnerin an eine ggf. notwendige Autoinjektionstherapie.

Wenn man die Antworten zur Auswirkung der Behandlung auf Partnerschaft/Ehe betrachtet, wird deutlich, daß über die klinische Wirksamkeit hinaus Folgen erkennbar werden, die den hohen ethischen Anspruch der SKAT belegen. Die Tatsache, daß 14 Ehen/Partnerschaften durch die erfolgreiche Behandlung der sexuellen Funktionsstörung nach Angabe des Patienten gerettet worden sind und bei weiteren 98 Paaren eine Verbesserung der ehelichen/partnerschaftlichen Beziehung eingetreten ist, belegt eindrücklich die in der WHO-Definition des gesunden Sexuallebens angesprochenen intellektuellen, sozialen, emotionalen und somatischen Wechselwirkungen.

Als Voraussetzung für eine wirksame, sichere und verträgliche Anwendung der Autoinjektionstherapie ist neben einer sorgfältigen Eingangsdiagnostik und Beachtung der Indikationen und Kontraindikationen eine hohe Patientencompliance ausschlaggebend. Die in der vorliegenden Studie erreichte Rückantwortquote von 86,3% innerhalb von 10 Wochen sowie die Erfahrungen aus der Nachuntersuchungssprechstunde lassen eine sehr hohe Motivation zur Therapie erkennen. Die auch in anderen Therapiezentren [15, 18] anzutreffende hohe Patientencompliance kann als Indiz für den massiven Leidensdruck angesehen werden, unter dem die Patienten mit chronischer erektiler Dysfunktion stehen. Durch frühzeitige Aufklärung des Patienten über Ursachen und Form seiner Erkrankung, mögliche Nebenwirkungen der Behandlung und Grundregeln der Therapie sowie durch kurzfristige regelmäßige Nachuntersuchungen muß gewährleistet sein, daß der Patient mit chronischer erektiler Dysfunktion bei Durchführung der Schwellkörper-Injektionstherapie sich nicht alleine gelassen fühlt. Bei gravierenden Partnerschaftsproblemen oder psychiatrischen Erkrankungen ist SKAT primär nicht indiziert. Hier muß durch eine psychotherapeutische oder nervenärztliche Führung und Therapie die Krankheitsursache angegangen werden. Beim Versagen verhaltenstherapeutischer Strategien kann unter enger psychotherapeutischer Begleitung in Einzelfällen die Injektionstherapie mit vasoaktiven Substanzen wertvolle Hilfe leisten.

Zusammenfassung

Bei 156 Patienten, die wegen chronischer erektiler Dysfunktion die Schwellkörper-Autoinjektionstherapie (SKAT) seit 2–36 Monaten durchführten, wurde an Hand eines semistrukturierten Fragebogens die Auswirkung der Behandlung auf Selbstwertgefühl, Versagensangst, Partnerschaft und Akzeptanz geprüft. Die Rückantwortquote betrug 86,3%.

8 Patienten (5%) beurteilten die Therapie wegen unzureichender Wirksamkeit als ungenügend und brachen die Behandlung ab. 93% der Patienten bewerteten die SKAT als sehr gut, gut oder befriedigend. 78,2% gaben an, daß ihr Selbstwertgefühl durch die Behandlung gestiegen oder deutlich gestiegen ist („fühlen sich wieder als Mann“). 79,4% der Patienten berichteten, daß eine deutliche Versagensangst bestand, die im Verlauf der Therapie entweder abgenommen (25,6%) oder sich vollständig zurückgebildet hatte (53,8%). 71,8% der Antworten belegten eine positive Wirkung auf die eheliche/partnerschaftliche Beziehung, wobei 14 Patienten angaben, ihre Ehe/Partnerschaft sei durch die Behandlung gerettet worden.

61,9% waren ständig auf SKAT angewiesen. 28,3% benötigten SKAT nur noch intermittierend oder in großen Abständen und 4,5% (7 Patienten) wurden durch die Injektionstherapie von ihrer chronischen sexuellen Funktionsstörung geheilt. Nach sorgfältiger multidisziplinärer Diagnostik und bei gewissenhafter Patientenpräselektion, Indikationsstellung und Beachtung der Kontraindikation stellt die SKAT eine effiziente Behandlungsmethode der chronischen erektilen Dysfunktion dar, die in entscheidendem Maße den Selbstverstärkungsmechanismus der Versagensangst auflöst und zu positiven Wirkungen auf die Psyche der Patienten und die Qualität der ehelichen/partnerschaftlichen Beziehungen führt.

Literatur

[1] Abber, J. C., T. F. Lue, B. R. Orvis et al.: Diagnostic tests for impotence: a comparison of papaverine injection with the penile-brachial index and nocturnal penile tumescence monitoring. J. Urol. *135* (1986) 923–925.

[2] Aravena, E. P., E. V. Bustamante: Treatment of psychogenic erectile impotence with intracavernous injection of papaverine. Proc. Sec. World Meeting Impotence, Prag 1986.

[3] Buvat, J., A. Lemaire, G. Marcolin et al.: Intracavernous injection of papaverine (ICIP) World J. Urol. *5* (1987) 150–155.

[4] Juburi, A. Z., P. D. O'Donnell: Experience with new impotence therapy: penile self injection. J. Urol. *137/4* (1987) 308A.

[5] Jünemann, K. P., J. Fuhse, H. Melchior: SKIT oder SKAT zur Therapie erektiler Dysfunktion. Urologe (B) *4* (1987) 250–254.

[6] Kiely, E. A, P. Ignotus, G. Williams: Penile function following intracavernosal injection of vasoactive agents or saline. Br. J. Urol. *59/5* (1987) 473–476.

[7] Kiely, E. A., G. Williams, L. Goldie: Assessment of the immediate and long-term effects of pharmacologically induced penile erections in the treatment of psychogenic and organic impotence. Br. J. Urol. *59/2* (1987) 164–169.

[8] Kockott, G.: Psychogene Ursachen der erektilen Dysfunktion. In: Bähren, W., J. E. Altwein (Hrsg.) Impotenz. Thieme Verlag, Stuttgart–New York 1988.

[9] Kockott, G.: Sexuelle Funktionsstörungen des Mannes. Beitr. Sexualforsch. 58. Enke, Stuttgart 1981.

[10] Masters, W. H., V. E. Johnson: Impotenz und Anorgasmie. Goverts, Krüger und Stahlberger, Hamburg 1973.

[11] Nellans, R. E., L. R. Ellis, D. Kramer-Levien: New treatment for impotence: Pharmacologic Erection, 20–28, Medical Aspects of Human Sexuality/March 1987.

[12] Nellans, R. E., L. R. Ellis, D. Kramer-Levien: Pharmacological erection: Diagnosis and treatment applications in 69 patients. J. Urol. *138* (1987) 52–54.

[13] Orphali, S. L. J., R. M. Sherman: One year experience of home pharmacologic erection program. J. Urol. *137/4* (1987) 313A.

[14] Padma-Nathan, H., I. Goldstein, K. Azadzoi et al.: In vivo and in vitro studies on the physiology of penile erection. Sem. Urol. *IV* (1986) 209–216.

[15] Padma-Nathan, H., I. Goldstein, T. Payton et al.: Intracavernosal pharmacotherapy: the pharmacologic erection program. World J. Urol. *5* (1987) 160–165.

[16] Pettirossi, O.: Experiences with intracavernous injection of papaverine. Proc. Sec. World Meeting Impotence, Prag 1986.

[17] Robinette, M. A., M. J. Moffat: Intracorporal injection of papaverine and phentolamine in the management of impotence. Br. J. Urol. *58* (1986) 692–695.

[18] Sidi, A. A., K. K. Chen: Clinical experience with vasoactive intracavernous pharmacotherapy for the treatment of impotence. World J. Urol. *5* (1987) 156–159.

[19] Stief, C. G., W. F. Thon, W. Scherb et al.: Zwei Jahre Erfahrungen mit der Schwellkörper-Autoinjektions-Therapie (SKAT). Urologe A *26* (1987) 294–296.

[20] Stief, C. G., W. Bähren: Schwellkörper-(Auto-)Injektionstherapie (SKAT). In: W. Bähren, J. E. Altwein (Hrsg): Impotenz. Thieme Verlag, Stuttgart–New York 1988.

[21] Trapp, J. D.: Pharmacologic erection program for the treatment of male impotence. South Med. J. *80/4* (1987) 426–427.

[22] Wetterauer, U., C. G. Stief, H. Sommerkamp: Intracavernous application of papaverine and phentolamine for erectile dysfunction. Experience with 110 cases. 5th Forum of International Andrology, Paris 1987, July 6–7.

[23] Williams, G., M. J. Mulcahy, E. A. Kiely: Impotence: treatment by autoinjection of vasoactive drugs. Br. Med. J. *295* (1987) 595–596.

[24] Zorgniotti, A. W., R. S. Lefleur: Auto-injection of the corpus cavernosum with a vasoactive drug combination for vasculogenic impotence. J. Urol. *133* (1985) 39–41.

Injektionspen „ANDROPEN" – Injektionshilfe für die Schwellkörper-Autoinjektionstherapie (SKAT)

W. F. Thon, E. Seidl, A. E. J. L. Kramer, U. Jonas

Die Schwellkörper-Autoinjektionstherapie (SKAT) mit vasoaktiven Substanzen ist eine akzeptierte Behandlungsmethode für Patienten mit erektiler Impotenz neurogener und arterieller Genese. Die SKAT wird auch als adjuvante Therapie zur Sexualtherapie bei Patienten mit psychogener Impotenz angewandt. Als vasoaktive Substanzen zur intrakavernösen Injektion werden heute hauptsächlich Papaverin alleine [6] oder in Kombination mit Phentolamin [8], und Prostaglandin E1 [7] benutzt.

Ein großer Nachteil bei der Injektion in einen der beiden Penisschwellkörper ist bisher die Vorbereitung der Injektionsspritze mit Aufziehen der individuell notwendigen Substanzmenge aus einer Ampulle. Im Falle von Prostaglandin E1 (Prostavasin®) muß die Trockensubstanz zur Injektion in Kochsalz gelöst werden. Die praktische Handhabung der Vorbereitung der Injektion kurze Zeit vor der gewünschten Erektion wird von vielen Patienten als unangenehm empfunden. Eine Injektion ohne Wissen der Partnerin, die eventuell das Injizieren einer Substanz in den Penis vor dem Geschlechtsverkehr ablehnt, ist mit den zur Verfügung stehenden Möglichkeiten fast unmöglich.

Nach unseren ersten positiven Erfahrungen mit einem Injektionspen, wie er von Diabetikern zur Insulininjektion bereits seit langem benutzt wird [3, 4], wurde in Zusammenarbeit mit den Firmen Disetronic, Burgdorf, Schweiz und Tosse, Hamburg ein Injektionspen speziell für die Schwellkörper-Autoinjektionstherapie („Andropen") konzipiert. Dieser Pen besteht aus zwei Teilen, dem Pengehäuse mit dem Kolben und einem auswechselbaren vorderen Teil, der Karpule mit der vasoaktiven Substanz (Abb. 1).

Während man bei Benutzung des Insulinpens die Karpule mit dem Pharmakon füllen mußte und sich dieser Pen bei Injektionsvolumina über 1 ml in der Handhabung als schwierig erwies, so daß zum Teil falsche Volumina injiziert wurden, stehen für den „Andropen" für jede Injektion bereits fertige Karpulen zur Verfügung. Eine einzelne Karpule enthält 2 ml einer Kombinationslösung, bestehend aus 15 mg Papaverinhydrochlorid und 0,5 mg Phentolaminmesylat pro ml. Nach Aufschrauben der bereits mit vasoaktiver Substanz gefüllten Karpule und Aufschrauben einer 26 G Insuject-Nadel mit einer sterilen

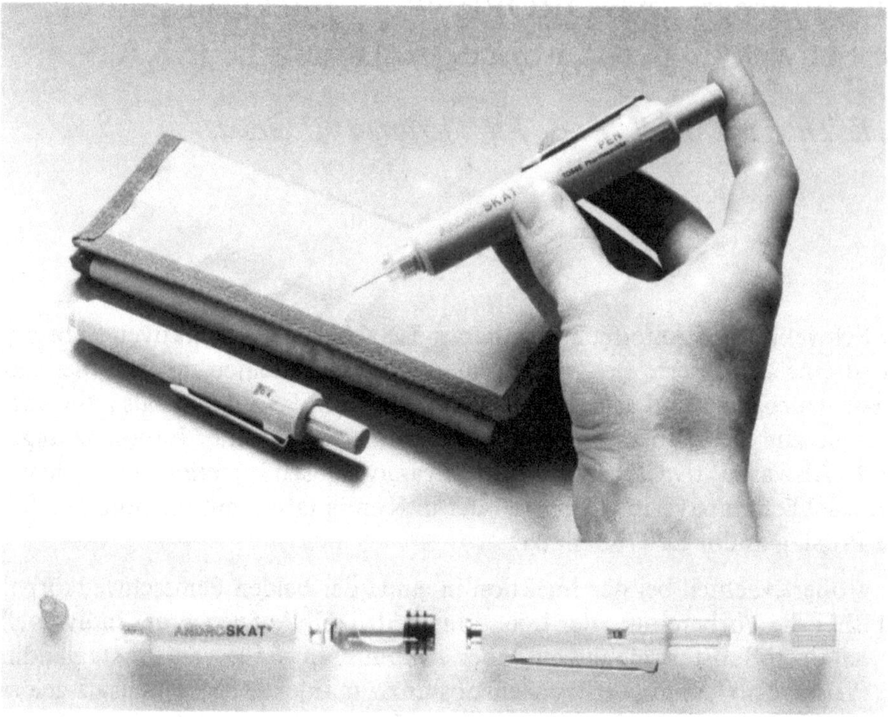

Abb. 1 Schwellkörper-Autoinjektionspen-System „Andropen".

Schutzhülle kann mit dem Pen jederzeit ohne weitere Vorbereitungen nach Hautdesinfektion in den Schwellkörper eingestochen werden. Durch das Aufschrauben der Insuject-Nadel durchsticht das kurze Ende der Nadel die Gummimembran der Karpule.

Die chemische Stabilität des von uns benutzten vasoaktiven Substanzgemisches beträgt bei Raumtemperatur etwa 6 Monate, bei nicht auszuschließender Hitzeexposition ca. 2 Monate [2]. Mit Hilfe eines nur dem Arzt zur Verfügung stehenden Schlüssels wird nach der Dosisfindungstestung das Injektionsvolumen in einem Sichtfenster ablesbar eingestellt. Es können mit einer Differenz von 0,1 ml Volumina zwischen 0,25 und 2,0 ml vorgegeben werden. Da durch die für den Patienten nicht korrigierbare Einstellung des Stempelhubes das zu injizierende Volumen festgelegt ist, sind unwillkürliche Überdosierungen praktisch ausgeschlossen. Eine erneute Injektion ist erst nach Aufschrauben einer neuen Karpule möglich.

Zur genauen Dosisfindungstestung hat sich in unserer Klinik die RigiScan real-time Aufzeichnung der Penistumeszenz und -rigidität während visueller sexueller Stimulation bewährt [1, 5]. Wir betrachten eine Rigidität von über 70% an Penisspitze und -basis als ausreichend zur Durchführung eines befriedigenden Geschlechtsverkehrs. Nach den ersten Erfahrungen mit dem neuen Injektionspen bei 10 Patienten, die vorher die Auto-Injektion mit einer Insulinspritze durchführten, scheint die Applikation der vasoaktiven Substanz mit dem Pen einfacher durchführbar und von Patient und Sexualpartner besser akzeptiert zu werden. Keiner dieser 10 Patienten möchte auch in Zukunft bei der SKAT auf diese Injektionshilfe verzichten. Der „Andropen“ dürfte die Langzeitcompliance der auf die Injektion vasoaktiver Substanzen angewiesenen Patienten erhöhen.

Durch die bereits injektionsfertige Karpule ist eine bakterielle Kontamination durch das früher notwendige Aufziehen aus einer Ampulle ausgeschlossen. Dosierungsfehler werden durch das vorgegebene Injektionsvolumen sicher vermieden. Der „Andropen“ stellt eine Bereicherung im therapeutischen Spektrum der erektilen Impotenz dar.

Zusammenfassung

Ein großer Nachteil der Schwellkörper-Autoinjektionstherapie ist die Notwendigkeit, kurze Zeit vor der Injektion die vasoaktive Substanz in der richtigen Dosierung in eine Insulinspritze aufzuziehen. Um die Applikation zu erleichtern, wurde ein spezieller Injektionspen („Andropen“, Tosse, Hamburg) entwickelt. Dieser Pen besteht aus einer nach jeder Injektion austauschbaren Karpule mit 2 ml eines aus 15 mg Papaverinhydrochlorid und 0,5 mg Phentolaminmesylat pro ml zusammengesetzten vasoaktiven Substanzgemisches und dem Pengehäuse mit Kolben. Das Injektionsvolumen (0,25–2,0 ml) wird mit Hilfe eines nur dem Arzt zur Verfügung stehenden Schlüssels eingestellt, um unabsichtliche Überdosierungen auszuschließen.

Literatur

[1] Giesbers, A. A., A. E. Kramer, U. Jonas: Differential diagnosis in erectile impotence. Intracorporeal papaverine injection and RigiScan tumescence and ridigity monitoring. Acta Urol. Begl. *56* (2) (1988) 192–201.

[2] Hadzija, B. W., A. M. Mattocks, G. M. Stahl: Physicochemical stability of papaverine hydrochloride-phentolamine mesylate mixtures used for intracavernous injection: a preliminary evaluation. J. Urol. *140* (1) (1988) 64–65.

[3] Seidl, E., W. F. Thon, A. E. J. L. Kramer, U. Jonas: Intracavernous self-injection with the vasoactive substance BY 023 using a fixed dosage self-injection pen: In: ISIR Proceedings. Sixth biennial international symposium for corpus cavernosum revascularisation. Third biennial world meeting of impotence, p. 152, Boston, Mass., Oct 6–9, 1988.
[4] Seidl, E., W. F. Thon, A. E. J. L. Kramer, U. Jonas: The use of a preset self-injection pen for intracavernous auto-injection therapy in erectile impotence. J. Urol. *141* (1988) 273 A.
[5] Thon, W. F., A. E. J. L. Kramer, E. Seidl et al.: Real-time tumescence and rigidity monitoring (RigiScan) in the diagnosis of erectile dysfunction. In: ISIR Proceedings. Sixth biennial international symposium for corpus cavernosum revascularisation. Third biennial world meeting of impotence, p. 120, Boston, Mass., Oct. 6–9, 1988.
[6] Virag, R.: Intracavernous injection of papaverine for erectile failure. Letter to the editor. Lancet *2* (1982) 938.
[7] Virag, R., P. G. Adaikan: Effects of prostaglandin E1 on penile erection and erectile failure (letter). J. Urol. *137* (5) (1987) 1010.
[8] Zorgniotti, A. W., R. S. Lefleur: Auto-injection of the corpus cavernosum with a vasoactive drug combination for vasculogenic impotence. J. Urol. *133* (1985) 39–41.

Gutachterliche Aspekte der erektilen Dysfunktion

J. E. Altwein

Einleitung

Die erektile Dysfunktion kann Symptom einer zugrundeliegenden Erkrankung sein und wäre dann keine nosologische Einheit oder aber ein eigenständiges Krankheitsbild, wenn ein überwiegend organspezifischer Funktionsdefekt, beispielsweise eine angeborene penile Gefäßdysplasie und eine Induratio penis plastica vorliegt. Pathophysiologisch kann sich die erektile Dysfunktion manifestieren als ein Unvermögen, die Erektion einzuleiten, aufrecht zu erhalten oder das Blut zurückzuhalten. Bei der Begutachtung gilt es zunächst zu objektivieren, ob überhaupt eine erektile Dysfunktion vorliegt. Gebräuchlich ist als Definition für diese Funktionsstörung eine Beobachtung von Masters et al. [4], wonach ein Mann dann als impotent zu gelten hat, wenn er bei 75% seiner koitalen Versuche über einen Zeitraum von mehr als 3 Monaten versagt. Das Problem der erektilen Dysfunktion beschäftigt den Gutachter auf vielfältige Art und Weise:

Im Rahmen der gesetzlichen Unfallversicherung geht es ebenso wie im sozialen Entschädigungsrecht um die Frage, ob die nun vorliegende Erektionsstörung mit Wahrscheinlichkeit durch den geltend gemachten schädigenden Vorgang verursacht worden ist. Dagegen muß nach dem Schwerbehindertengesetz (1974) nur der derzeit vorliegende Leidenszustand des Behinderten geprüft werden; hier ist der Kausalzusammenhang unerheblich. Schließlich erwartet der Rentenversicherungsträger oder im Streitfall das Sozialgericht vom Gutachter eine Auskunft über die Art der Beeinträchtigung (also der erektilen Impotenz), über das qualitative Leistungsbild und zur Dauer der eingeschränkten Leistungsbreite und zur Prognose. Entsprechend lassen sich folgende Arten der Begutachtung unterscheiden: Zustandsgutachten, Zusammenhangsgutachten, Verlaufsgutachten und das Gutachten im Arzthaftpflichtverfahren.

Bei der Begutachtung gibt es zahlreiche Irrtums- und Fehlermöglichkeiten, die zu beachten sind, um die Brauchbarkeit des angeforderten medizinischen Gutachtens zu gewährleisten [5].

Minderung der Erwerbsfähigkeit (MdE)

Je nach Gutachtenfrage wird eine Stellungnahme hinsichtlich der Beeinträchtigung der Arbeitsfähigkeit bzw. des Leistungsvermögens, der Arbeits-, Berufs- oder Erwerbsunfähigkeit verlangt. Nach den vom Bundesminister für Arbeit und Sozialordnung 1983 herausgegebenen „Anhaltspunkten für die ärztliche Gutachtertätigkeit im sozialen Entschädigungsrecht" und nach dem Schwerbehindertengesetz (1984) müssen Angaben zur MdE den Grad der Behinderung deutlich machen, die nicht nur auf Einschränkungen im Erwerbsleben, sondern auf die Auswirkungen in allen Lebensbereichen abgestellt werden sollen:

„Der Begriff MdE bezieht sich auf die Auswirkungen einer Behinderung oder Schädigungsfolgen in allen Lebensbereichen und nicht nur auf Einschränkungen im allgemeinen Erwerbsleben. Die MdE ist ein Maß für die Auswirkungen eines Mangels an funktioneller Intaktheit, also für einen Mangel an körperlichem, geistigem oder seelischem Vermögen. Die MdE gibt damit den Grad der Behinderung wieder. Aus dem Grad der MdE ist nicht auf das Ausmaß der Leistungsfähigkeit zu schließen. Die MdE ist grundsätzlich unabhängig vom ausgeübten oder angestrebten Beruf zu beurteilen, es sei denn, daß bei Begutachtungen im sozialen Entschädigungsrecht ein besonderes berufliches Betroffensein berücksichtigt werden muß. Die Anerkennung von Berufs- oder Erwerbsunfähigkeit durch einen Rentenversicherungsträger oder die Feststellung einer Dienstunfähigkeit oder Arbeitsunfähigkeit erlauben keine Rückschlüsse auf den Grad der MdE, wie umgekehrt aus dem Grad der MdE nicht auf die genannten Leistungsvoraussetzungen anderer Rechtsgebiete geschlossen werden kann."

Es sei nochmals hervorgehoben, daß die Begriffsdefinition der MdE aus den „Anhaltspunkten" sich nur auf das Versorgungsrecht beziehen und Begutachtungen nach dem sozialen Entschädigungsrecht und dem Schwerbehindertengesetz betreffen. Bei der Bewertung der MdE ist zu beachten, daß aus dem Grad der MdE nicht auf das Ausmaß der Leistungsfähigkeit geschlossen werden kann; sie gibt lediglich den Grad der Behinderung wieder. Auch für Kinder ist eine MdE zu ermitteln. Entsprechend kann ein junger Mann nach dem Schwerbehindertengesetz wegen seiner erektilen Dysfunktion eine MdE von 40% erhalten, aber im Sinne der Rentenversicherung voll erwerbsfähig sein.

Für die gesetzliche Unfallversicherung sind beispielsweise die „Anhaltspunkte" für die ärztliche Gutachtertätigkeit im Versorgungswesen nicht anzuwenden. Die MdE durch Arbeitsunfall ist eine wesentliche Grundlage für die Rentenbemessung. Dabei ist zu beachten, daß eine MdE von weniger als 10% nicht wesentlich ist und nicht entschädigt wird. Voraussetzung für die

Gewährung einer Verletztenrente ist im Regelfalle, daß die Erwerbsfähigkeit durch die Folgen eines Arbeitsunfalles um wenigstens 1/5 über die 13. Woche nach dem Unfall hinaus gemindert ist. Bei der Schätzung des Prozentsatzes der eingebüßten Erwerbsfähigkeit ist von der individuellen Erwerbsfähigkeit des Verletzten vor dem Unfall auszugehen. Sie ist stets mit 100% anzusetzen. Es kommt allein darauf an, wieviel Prozent der Verletzte durch die Unfallfolgen von dieser individuellen Erwerbsfähigkeit verloren hat. Bei einer solchen Bewertung kann sich durch Addition einzelner Prozentsätze für mehrere Unfälle sogar im Ausnahmefall eine Gesamt-MdE von mehr als 100% ergeben. Die MdE bei Penisverletzungen und posttraumatischer erektiler Dysfunktion wird unterschiedlich angegeben (Tab. 1).

Tabelle 1 MdE bei Penisverletzungen und erektiler Dysfunktion

Narbige Veränderungen des Penis (mit Störung der Immissio)	10–20%
Teilverlust des Penis	40%
Penisverlust	40–50%
IPP	10–20%
Priapismus (korrigiert)	10–20%
Erektionsverlust*	20–50%

* Gelegentlich wird unterschieden: Impotentia coeundi (20–50%). Impotentia erigendi, teilweise (10–20%) bzw. vollständig (30–40%); nach Wand [11].

Kasuistik

Zustands- und Zusammenhangsgutachten

1. Ein 30jähriger Mann erlitt einen Arbeitsunfall mit Polytrauma. Unter anderem kam es zu einer Blasen- und zentralen Harnröhrenruptur, als Folge resultierte eine Harninkontinenz, eine Harnröhrenstriktur mit Harnröhrendivertikelbildung, ein chronischer Harnwegsinfekt und eine erektile Impotenz. Es ist anzumerken, daß die Harnröhrenruptur nicht primär durch Reapproximation behandelt wurde, sondern es erfolgte lediglich eine Zystostomie und eine Harnröhrenschienung.

   Nach Harnröhrenverletzungen ist in 10–70% mit einer erektilen Impotenz zu rechnen [9]. Dabei handelt es sich wohl um eine neurale und vaskuläre Ursache. Es ist zu beachten, daß eine erektile Impotenz bei erhaltener Ejakulation auch nach Beckenfraktur ohne primär urologische Verletzungen vorkommt [5]. Grundsätzlich ist zu prüfen, ob bei zentraler bzw. supradiaphragmaler Harnröhrenverletzung primär eine Wiedervereinigung der abgerissenen Stümpfe versucht wurde oder nicht. Bei der

Festlegung der MdE (Gesetzliche Unfallversicherung) schlägt Marx [5] die Bewertung einer geminderten erektilen Potenz mit 10% und der erektilen Impotenz mit 20% vor. Im Beispiel 1 erhielt der zu Begutachtende eine Gesamt-MdE von 80% und eine Teil-MdE für die erektile Impotenz von 10% (SG Augsburg AZ: S3U 94/82).

2. Bei einem 54jährigen Mann wurde bei einer transurethralen Prostata-Resektion (8 g Gewebe) der Blasenhals unterminiert und es kam in der Folge zu einer Urin- und partiellen Stuhlinkontinenz. Außerdem resultierte eine erektile Impotenz. Ein Zusammenhang zwischen dem schädigenden Vorgang (TURP) und der Gesundheitsschädigung (erektile Impotenz) war nicht zu beweisen; denn es bestand, soweit eruierbar, eine erektile Impotenz bereits quo ante (diabetogen?) (AG Heidenheim AZ: 2H8/85–14).
3. Ein 58jähriger Mann hatte ein chemisches Harnröhrentrauma (wahrscheinlich in masturbatorischer Absicht). Es wurden mehrzeitige plastische Korrekturen der komplett verlöteten Harnröhre notwendig, die in einer Emissionshemmung des Penis resultierten. Eine erektile Impotenz konnte durch eine detaillierte Untersuchung ausgeschlossen werden. Ein Kunstfehler wurde verneint (AG Krefeld AZ: 71059/77).
4. Bei einem 45jährigen Mann kam es angeblich nach einer Blasenhalsinzision (Turner-Warwick) zu einer erektilen Impotenz mit vollständigem Rigiditätsverlust. Eine andrologische Untersuchung offenbarte eine Inflowstörung als zugrunde liegende Ursache. Außerdem wurde festgestellt, daß anatomisch-technisch eine Läsion der Erektionsnerven nicht möglich sei; denn das neurovaskuläre Bündel verläuft lateral der Samenblasen, so daß es mit dem Turner-Warwick-Häkchen nicht getroffen werden kann. Ein Zusammenhang ist mit großer Wahrscheinlichkeit nicht gegeben (Gutachtensammlung W. Bähren, Ulm).
5. Bei einem 56jährigen Mann kam es im Rahmen eines landwirtschaftlichen Unfalles zu einer Beckenfraktur mit einer kompensierten Harnröhrenstriktur. Außerdem kam es zu einer vollständigen erektilen Impotenz. Es wurde eine MdE von 30% angesetzt. (BG-Fall AZ: 84/9250).
6. Bei einem 20jährigen Mann kam es nach einem Sturz auf den Damm zu einer Beckenfraktur und einem posttraumatischen Priapismus. Hieraus resultierte eine erektile Impotenz ohne Besserungstendenz bei zweijähriger Beobachtung. Es wurde eine MdE von 20% für angemessen erachtet (BG-Fall AZ: 91/86/10435/4).
7. Bei einem 44jährigen Mann kam es nach einem Motorradunfall neben Beinfrakturen zu einer Contusio cerebri mit Schädelbasisbruch. Spätfolgen waren u. a. ein Libidoverlust mit erektiler Impotenz. Es wurde eine MdE von 20% angesetzt (Unfallgutachten AZ: 90 Kr 72-161012B14).

8. Bei einem 53jährigen Mann kam es bei einer unfallbedingten Einklemmung zu einer Beckenfraktur mit einer zentralen Harnröhrenruptur, die mit einem Kroiss'schen Durchzug behandelt wurde. Es resultierte eine erektile Impotenz, die mit einer MdE von 40% bewertet wurde (BG-Fall AZ: 85/02929).

Betrachtet man die Kasuistiken 1–8 retrospektiv, dann erscheint die MdE-Festsetzung nach heutiger Auffassung und heutiger Diagnostik zu niedrig. Besteht ein Erektionsverlust, dann sollte bei gesicherter Kausalitätskette die MdE zwischen 40–50% angesetzt werden (s. Tab. 1).

Begutachtung der erektilen Dysfunktion im Arzthaftrecht

Im weiteren Sinne sind hier auch die oben genannten Kasuistiken 2–4 einzuordnen:

9. Bei einem 19jährigen Mann trat 8 Tage nach einem Motorradunfall ein Priapismus auf, der zunächst in der behandelnden chirurgischen Klinik nicht beachtet wurde. Erst 14 Tage nach dem Einsetzen des Priapismus wurde ein urologischer Konsiliarius hinzugezogen. Eine Behandlung war nicht mehr möglich, es resultierte eine erektile Impotenz. Ein Behandlungsfehler wurde vom Gericht bejaht (LG Berlin AZ: 130338/82). Es stellt sich darüber hinaus die Frage nach einem Übernahmeverschulden.
10. Bei einem 39jährigen Mann kam es zu einer Verletzung der Iliakalgefäße bei nicht aufgeklärter, nicht indizierter TUR-Prostata im Rahmen einer Urethrotomie. Der Operateur wußte sich nicht anders zu helfen, als eine offene Unterbindung der internen Iliakalgefäße vorzunehmen. Es resultierte eine erektile Impotenz, die als Behandlungsfehler gewertet wurde (Tübinger Gutachten vom 14. 4. 82).
11. Patientenbeispiel aus dem US-Recht: Nach einer transurethralen Prostata-Resektion resultierte eine Inkontinenz und erektile Impotenz. Der Haftungsgrund wurde festgestellt und es wurde dem Patienten eine Entschädigung von US-Dollar 1 023 506,– bewilligt (Sedgwick County District Court Nr. 30/3127).

Die erektile Impotenz kann, unabhängig von der retrograden Ejakulation, in bis zu 15% der Patienten, die präoperativ potent waren, auftreten [3, 7]. Es wird deswegen von Ott [6] eine Aufklärung über die erektile Dysfunktion gefordert.

12. Bei einem 10jährigen Kind kam es nach einer Zirkumzision zu einem Penisverlust. Der Behandlungsfehler wurde festgestellt und es wurde ein

Schmerzensgeld von 150 000,– DM festgesetzt (OLG Saarbrücken AZ: 7U83/73).

13. Bei einem 47jährigen Mann kam es nach einer inguinalen Hydrozelen-Operation zu einem Penisverlust. Der Behandlungsfehler wurde festgestellt und eine Abfindung von DM 150 000,– gewährt, darüber hinaus kam es noch zu einer Verurteilung wegen fahrlässiger Körperverletzung (60 Tagessätze; § 230 StGB) (Gutachtensammlung U. Jonas, Hannover).

Im Arzthaftrecht im allgemeinen hat die behauptete erektile Dysfunktion nur eine nachrangige Bedeutung. In der Bundesrepublik Deutschland hat Giese [2] bis 1987 1155 ärztliche Behandlungsfehler zusammengestellt. Daran war die Urologie mit 9% beteiligt und unter den urologischen Fällen standen 8% mit einer erektilen Dysfunktion im Zusammenhang. Im Jahre 1988 ließen sich 513 ärztliche Behandlungsfehler zusammenstellen, an denen die Urologie mit 2% beteiligt war, bei keinem Fall war die erektile Dysfunktion Sachgegenstand.

Aufklärung über die erektile Dysfunktion als Behandlungsfolge und über die Folgen der Behandlung der erektilen Dysfunktion

Eine Risikoaufklärung – vorbehaltlich besonderer Fragen des Patienten – reicht in der Regel aus, wenn sie im großen und ganzen die Art und allgemeine Gefahrenträchtigkeit des Eingriffs darstellt (zweckmäßigerweise darauf hinweisen, daß es sich um Beispiele handelt; BGH Vers. R 1980, 68). Der solchermaßen informierte Patient kann nicht daraus herleiten, daß sich zufällig eine bei der Aufklärung als wenig wichtig befugtermaßen vernachlässigte Risikovariante verwirklicht hat. Demgegenüber kann der Arzt, der allgemein keine zureichende Risikoaufklärung erteilt hat, sich später zu seiner Entlastung darauf berufen, gerade die verwirklichte Variante sei für sich allein nicht aufklärungsbedürftig gewesen [1].

Nicht aufklärungsbedürftig sind allgemeine Risiken wie Infektionsgefahr, Nachblutungsgefahr, „Nekrosenbildung", Narbenbruchrisiko beispielsweise bei der radikalen retroperitonealen Lymphadenektomie, eine temporäre Nervenläsion, etwa des N. femoralis und vermeidbare Behandlungsfehler [10]. Ganz allgemein ist eine Aufklärungsbegrenzung auf Risiken, die eine Hypothek für die Lebensführung darstellen, gegeben. Die „Stoßrichtung" der Risiken auf die Befindlichkeit ist im Aufklärungsgespräch zu kennzeichnen [10]. Bei der Aufklärung über Risiken hat man sich nicht an Prozentsätzen zu orientieren, sondern an der oben zitierten „Stoßrichtung". Demnach sind typische, spezifische, immanente und relevante Risiken aufklärungspflichtig. Beispielsweise gilt das, wie oben ausgeführt, auch für die erektile Dysfunktion nach transurethraler Prostata-Resektion. Ein besonderes Problem stellt aber die Aufklärung über die Folgen der SKIT (Schwellkörper-Injektionstherapie) bzw. SKAT (Schwellkörper-Autoinjektionstherapie) dar.

Vorab ist zu prüfen, ob eine SKIT/SKAT überhaupt indiziert ist. Entsprechend sollte die Präselektion der Patienten adäquat sein, sollte Erfahrung in der Behandlung der möglichen Nebenwirkungen vorliegen (vorgepackter Notfallset für pharmakologisch induzierte prolongierte Erektion, PIPE); engmaschige Nachkontrollen sollten sichergestellt sein und der Patient sollte kooperationsfähig und zuverlässig sein.

Kontraindikationen vor allem für die SKAT sind eine mangelnde Kooperationsbereitschaft des Patienten, eine fehlende Partnerschaft, eine intellektuelle Überforderung oder eine sexuelle Deviation. Medizinische Kontraindikation sind eine manifeste Herz-, Leber- und Niereninsuffizienz, eine respiratorische Insuffizienz, eine schwere KHK oder ein frischer Herzinfarkt, Geschlechtskrankheiten, eine AVK III–IV und eine manifeste Suchterkrankung. Porst et al. [8] stellten bei einer Umfrage bei 328 Urologen fest, daß bei 44 keine schriftliche Aufklärung vor der SKIT oder SKAT erfolgte. 53% klärten über einen Priapismus auf und 27% über eine fehlende Zulassung durch das Bundesgesundheitsamt.

Schlußfolgerung

Ist eine Begutachtung bei einem Patienten mit einer erektilen Dysfunktion vorzunehmen, dann kann mit heutiger Untersuchungstechnik die Ursache vergleichsweise genau festgestellt werden. Es läßt sich bei behauptetem Zusammenhang mit einem schädigenden Ereignis dieser Zusammenhang nicht mehr nur anhand vorhandener Brückensymptome, sondern auch aufgrund der gesicherten Ätiologie einschließen oder ausschließen. Bei der Festlegung der MdE ist darauf zu achten, ob die Begutachtung im Rahmen der gesetzlichen Unfallversicherung oder aber im Versorgungswesen vorgenommen wird. Haftungsrechtlich problematisch ist die mangelnde Aufklärung über das postoperative Auftreten einer erektilen Dysfunktion etwa nach einer transurethralen Prostata-Resektion oder nach anderen relevanten Eingriffen im Beckenbereich. Schließlich ist vor der Durchführung einer Schwellkörper-Autoinjektionstherapie eine Aufklärung notwendig, womöglich sollte auch auf die Gefahren einer Behandlung der pharmakologisch induzierten prolongierten Erektion hingewiesen werden.

Literatur

[1] Dunz, W.: Med. R. *2* (1984) 184.

[2] Giese, B.: Atlas Ärztlicher Behandlungsfehler, Band 1 und 2, Jahrbuch für Medizinschadensforschung, Tübingen 1987 und 1988.

[3] Hauri, D. et al.: Klin. Exp. Urol. *4* (1982) 117.

[4] Masters, W. H., V. E. Johnson: Human Sexual Inadequacy. Little Brown, Boston 1970.

[5] Marx, F. J.: Begutachtung von Erkrankungen und Verletzungen der Harnröhre und der Harnleiter. In: K. H. Bichler (Hrsg.): Begutachtung und Arztrecht, 56, Springer, Heidelberg 1986.

[6] Otto, G.: Begutachtung von Erkrankungen der Prostata. In: K. H. Bichler (Hrsg.): Begutachtung und Arztrecht, 46, Springer, Heidelberg 1986.

[7] Pauthner et al.: „Sexualität nach TUR-Prostata" Vortrag. XL. Kongreß der DGU Saarbrücken; 28. 9. – 1. 10. 88.

[8] Porst, H.: Urologe B *29* (1989) 10.

[9] Sigel, A., S. Chlepas: Verletzungen der Harnröhre und Harnblase. In: W. Lutzeyer (Hrsg.): Traumatologie des Urogenitaltraktes, 185, Springer, Heidelberg 1981.

[10] Steffen, E.: Aufklärung in Praxis und Klinik. Vortrag. XXVII Tagg. der Vereinigung Nordd. Urologen, Cuxhaven 13. – 15. 6. 1985.

[11] Wand, H.: Begutachtung von Erkrankungen und Verletzungen des äußeren Genitale einschließlich der Infertilität. In: K. H. Bichler (Hrsg.): Begutachtung und Arztrecht, 70, Springer, Heidelberg 1986.

Schlußbemerkungen zur Anwendung vasoaktiver Substanzen in Diagnostik und Therapie der erektilen Dysfunktion

U. Wetterauer

Die erhobenen ultrastrukturellen Befunde zeigen uns das morphologische Substrat der gestörten Erektion. Bei nahezu allen Patienten mit einer organisch bedingten erektilen Dysfunktion findet man eine „Myolyse", d. h. eine Degeneration der glatten Muskelzellen der Sinusoide. Eine „Angiolyse" mit Degeneration und Lyse der Rankenarterien und nachfolgender Obliteration findet man bei Patienten mit arteriellen Einflußstörungen, insbesondere bei Diabetikern. Zusätzlich läßt sich in vielen Fällen perineuritisch abgelagertes Long-spacing-Kollagen als Hinweis auf eine gestörte Innervation des erektilen Gewebes, insbesondere bei Patienten mit schwerer arterieller Insuffizienz, nachweisen. Die elektronenmikroskopischen Befunde zeigen, daß neurogene Störungen in einem wesentlich höheren Prozentsatz angenommen werden müssen, als uns die heute angewandte Diagnostik suggeriert. Ein wesentlicher Fortschritt bei der neurologischen Abklärung der erektilen Dysfunktion wird das Penis-EMG sein, mit dessen Hilfe Potentiale aus der glatten Schwellkörpermuskulatur abgeleitet und aufgezeichnet werden können. In der Freiburger Klinik ist das Penis-EMG mit und ohne visueller sexueller Stimulation inzwischen fester Bestandteil des Abklärungsprogramms. Die ultrastrukturellen Befunde zeigen uns aber auch, daß eben nicht *alle* Erektionsstörungen therapierbar sind. Oft liegen irreversible Schäden mit einer Angiolyse und Neurolyse vor, die eindeutige prognostische Schlüsse zulassen.

Interessant für die weitere Forschung sind die gefundenen Besonderheiten der Muskelinnervation im Schwellkörper, die sich von der anderer Organe mit glatter Muskulatur deutlich unterscheidet. Synapsenartige Verbindungen der Nerven zu den einzelnen glatten Muskelzellen (wie sie sonst z. B. im Musculus ciliaris gesehen werden) können die schnelle Reaktion des kavernösen Gewebes auf einen Stimulus erklären.

Diese grundlegenden morphologischen Arbeiten sind deshalb für den Kliniker so wertvoll, weil sie die Grundlage für die Entwicklung neuer Pharmaka bzw. Operationsverfahren bilden. Für die Zukunft hoffen wir, aus der Ultrastruktur ableiten zu können, welche Therapieform bei welcher Störung erfolgversprechend ist. Ob für diese Untersuchungen Feinnadelbiopsien aus dem Schwellkörper ausreichend sind, muß die Praxis zeigen.

Sowohl die Diagnostik als auch die Therapie der erektilen Dysfunktion sind eng mit der Anwendung vasoaktiver Substanzen verbunden. Der sogenannte SKAT-Test erlaubt eine weitgehende Diskriminierung hinsichtlich der Ätiologie der Erektionsstörung und hilft, die invasive Diagnostik auf ein Minimum zu reduzieren. Für den SKAT-Test eignet sich Papaverin als Monosubstanz, die Kombination von Papaverin und Phentolamin sowie Prostaglandin E1. Bei der Diskriminierung eines kavernösen/venösen Lecks sind jedoch die Kombination aus Papaverin und Phentolamin und die Prostaglandine der Monosubstanz Papaverin deutlich überlegen.

Die Doppleruntersuchung der Penisarterien gehört heute zur Basisuntersuchung. Diese Untersuchung ist jedoch nur sinnvoll bei gleichzeitiger Injektion vasoaktiver Substanzen. Beim schlaffen Penis sind die Arterien enggestellt und durch den geringen Ruheblutfluß meßtechnisch nur schwer zu erfassen. Nach Injektion vasoaktiver Substanzen steigt der Blutfluß durchschnittlich um den Faktor 10, so daß dann selbst mit einfachen Doppler-Geräten eine zuverlässige Aussage über die Funktion der penilen Gefäßversorgung gemacht werden kann. Der gepulste Doppler hat den Vorteil, daß das zu untersuchende Gefäß im Ultraschallbild dargestellt und der Blutfluß quantifiziert werden kann. Im Abklärungsprogramm der erektilen Dysfunktion ist in Anbetracht des hohen diagnostischen Aussagewertes die Pharmako-Doppler-Untersuchung zwingend zu fordern.

Bei der Diagnostik des kavernös-venösen Verschlußmechanismus bietet die Pharmako-Kavernosographie gegenüber der herkömmlichen Kavernosographie in artifizieller Erektion deutliche Vorteile. Bei 40% der Patienten finden sich diskordante Befunde zwischen dynamischer Kavernosographie und Pharmako-Kavernosographie. Die dynamische Kavernosographie benötigt wesentlich höhere Flußraten und täuscht in 20% der Fälle mehr pathologische Befunde als die Pharmako-Kavernosographie vor. Aufgrund theoretischer Überlegungen, der hierzu durchgeführten Tierversuche und der klinischen Erfahrung bei den Patienten ist anzunehmen, daß die Pharmako-Kavernosographie eine Annäherung an die physiologische Erektion bringt und somit lediglich die tatsächlich pathologisch drainierenden Venen zeigt.

Bei allen für die intrakavernöse Pharmako-Therapie verwendeten Substanzen handelt es sich um keine für diese Indikation zugelassenen Präparate. Eine Firmenwerbung für eine dieser Substanzen, wie sie in urologischen Zeitschriften erfolgte, ist rechtswidrig und soll sowohl Arzt als auch Patient in einer nicht vorhandenen Sicherheit wiegen. Das Risiko einer intrakavernösen Pharmako-Therapie teilen sich bisher ausschließlich Arzt und Patient. Wer sich als Arzt auf seine Therapiefreiheit beruft, kann diese Substanzen zwar anwenden, lädt jedoch eine besondere Sorgfaltspflicht hinsichtlich Patientenselektion und Therapieüberwachung auf sich. Es sollte eine Selbstverständlichkeit sein, daß jeder, der diese Therapieform anbietet, deren Komplikationen auch beherrscht.

Papaverin als Monosubstanz hat gegenüber den anderen hier erwähnten Medikamenten eine deutlich geringere Ansprechrate. Tierexperimentelle Untersuchungen konnten zeigen, daß Papaverin in nicht unerheblichem Maße Schwellkörperfibrosen provoziert. Der Vorteil der Kombination von Papaverin mit einem Alpha-Rezeptorenblocker ist die deutliche Reduktion der Papaverin-Dosis um den Faktor 4. Der Zusatz des Alpha-Rezeptorenblockers wirkt also nicht nur synergistisch, sondern potenzierend. Hemmende Einflüsse des Sympathikus auf die Erektion werden neutralisiert. Bei einer deutlich geringeren Papaverin-Dosis erzielt man mit der Kombination aus Papaverin und Phentolamin eine deutlich höhere Ansprechrate und eine bessere Diskriminierung des kavernös-venösen Lecks.

Da es heute für größere Apotheken keine Schwierigkeit bedeutet, eine mindestens sechs Monate haltbare Mischung aus Papaverin und Phentolamin herzustellen, erscheint es heute nicht mehr gerechtfertigt, Papaverin als Monosubstanz im Rahmen einer langdauernden Schwellkörper-Autoinjektionstherapie anzuwenden. Prostaglandin E1 (Alprostadil) scheint von der Wirkung her der Kombination aus Papaverin und Phentolamin gleichwertig zu sein. Insbesondere bei Störungen des kavernös-venösen Okklusionsmechanismus dürfte Prostaglandin E1 der Kombination evtl. sogar überlegen sein. Ein Vorteil der Prostaglandine sind die in einem geringeren Prozentsatz auftretenden prolongierten Erektionen. Da die Prostaglandine wahrscheinlich im Schwellkörper selbst abgebaut werden, ist beim Auftreten von prolongierten Erektionen durch Prostaglandine ein längeres Zuwarten gerechtfertigt.

Nachteile einer intrakavernösen Pharmakotherapie mit Prostaglandinen sind die damit in einem hohen Prozentsatz verbundenen Schmerzen. Sie werden je nach Autor zwischen 0 und 50% angegeben. Eigene Erfahrungen bei Patienten, die über einen dreimonatigen Zeitraum für die Autoinjektionstherapie sowohl Prostaglandin E1 als auch die Kombination von Papaverin und Phentolamin angewendet haben, zeigen, daß ein nicht unerheblicher Prozentsatz für eine weitere Dauertherapie Prostaglandine wegen der damit verbundenen Mißempfindungen ablehnt. Inwieweit eine beobachtete Veränderung des C-reaktiven Proteins unter Prostaglandin-Therapie relevant ist, müssen weitere Untersuchungen zeigen.

Aufgrund der bisher gesammelten Erfahrung mit vasoaktiven Substanzen zur Diagnostik und Therapie der erektilen Dysfunktion sowie der Wirkungs- und

Nebenwirkungsprofile der einzelnen Substanzen ist anzunehmen, daß sich die Mischung aus Papaverin und Phentolamin sowie Prostaglandin E1 als etwa gleichwertige Medikamente durchsetzen werden. Unbeeinflußt hiervon geht die Suche nach Neurotransmittern und Substanzen, die evtl. noch weniger Nebenwirkungen aufweisen, weiter.

Gravierende Nebenwirkungen bei der Diagnostik und Therapie mit intrakavernös applizierten vasoaktiven Substanzen sind prolongierte Erektionen und Schwellkörperfibrosen. Im Rahmen der Testung muß man in bis zu 10% der Fälle mit einer prolongierten Erektion rechnen. Insbesondere bei Patienten mit neurogener oder psychogener Ätiologie der Erektionsstörung sollte deshalb bei der Testung mit einer geringen Dosis begonnen werden. Wir führen die Testung unter stationären Bedingungen durch, um beim Auftreten einer prolongierten Erektion sofort Gegenmaßnahmen treffen zu können.

Oberstes Gebot zur Vermeidung von Nebenwirkungen ist eine strenge Patientenselektion. Bei Patienten mit überwiegend psychogener Komponente der Erektionsstörung ist Zurückhaltung mit der Schwellkörper-Injektionstherapie geboten. Unabdingbar ist für jeden Therapeuten die Erfahrung im Umgang mit einem Antidot. Anwendung finden Metaraminol, Epinephrin und Etilefrin. Der Wirkmechanismus und die Effektivität aller drei Substanzen ist ähnlich, so daß man empfehlen kann, jenes Medikament als Antidot zu verwenden, mit dem jeder einzelne bereits Erfahrung hat und in dessen Dosierung er sich auskennt.

Jede neue Therapieform muß sich an der Akzeptanz durch die Patienten messen. Da zumindest an größeren Zentren eine engmaschige Kontrolle der Patienten erfolgt und dadurch eine Rückkopplung gegeben ist, läßt sich bei der Schwellkörper-Autoinjektionstherapie die Akzeptanz dieser Methode gut beurteilen. 93% der befragten Patienten waren mit der SKAT zufrieden. In den meisten Fällen ist das Selbstwertgefühl der Betroffenen deutlich gestiegen und eine positive Wirkung auf die partnerschaftliche Beziehung eingetreten.

Trotz der bekannten Nebenwirkungen und Risiken ist die intrakavernöse Pharmakotherapie in der Diagnostik und Therapie der erektilen Dysfunktion nicht mehr wegzudenken und verhilft vielen der betroffenen Männer wieder zu einem weitgehend normalen Sexualleben.

Verzeichnis der Abkürzungen

ATP	Adenosintriphosphat
AVK	arterielle Verschlußkrankheit
BGA	Blutgasanalyse
BCR	Bulbocavernosus-Reflex
cAMP	zyklisches Adenosinmonophosphat
C.c.	Corpus cavernosum
ED	erektile Dysfunktion
EDRF	endothelial derived relaxing factor
IPP	Induratio penis plastica
KHK	koronare Herzkrankheit
MdE	Minderung der Erwerbsfähigkeit
MMPI	Minnesota multiphasic personality inventory
NPT	nocturnal penile tumescence (nächtliche Tumeszenzmessung)
PG	Prostaglandine
SKAT	Schwellkörper-Autoinjektionstherapie
SKIT	Schwellkörper-Injektionstherapie
SSEP	somato-sensorisch evozierte Potentiale
TURP	transurethrale Resektion der Prostata
VIP	vasoaktives intestinales Polypeptid
VSS	visuelle sexuelle Stimulation

Verzeichnis der Autoren

Alken, P., Prof. Dr. med.
Direktor der Urologischen Klinik
Klinikum Mannheim der Universität
Heidelberg
Theodor-Kutzer-Ufer 1
6800 Mannheim 1

Altwein, J. E., Prof. Dr. med.
Chefarzt der Urologischen Abteilung
Krankenhaus der Barmherzigen
Brüder
Romanstr. 93
8000 München 19

Bähren, W., Priv. Doz. Dr. med.
Leiter der FU-Stelle Radiologie
Bundeswehrkrankenhaus Ulm
Oberer Eselsberg 40
7900 Ulm

Beckert, R., Dr. med.
Abteilung Urologie
Bundeswehrkrankenhaus Ulm
Oberer Eselsberg 40
7900 Ulm

Gall, H., Dr. med.
Oberarzt der Dermatologischen
Abteilung
Bundeswehrkrankenhaus Ulm
Oberer Eselsberg 40
7900 Ulm

Holzki, G., Dr. med.
Dermatologische Abteilung
Bundeswehrkrankenhaus Ulm
Oberer Eselsberg 40
7900 Ulm

Jonas, U., Prof. Dr. med.
Direktor der Urologischen Klinik
Medizinische Hochschule Hannover
Konstanty-Gutschow-Str. 8
3000 Hannover 61

Jünemann, K.-P., Dr. med.
Urologische Klinik
Klinikum Mannheim der Universität
Heidelberg
Theodor-Kutzer-Ufer 1
6800 Mannheim 1

Koppermann, U., Dr. med.
Urologische Abteilung
Universitätsklinikum Freiburg
Hugstetter Str. 55
7800 Freiburg

Kramer, A. E. J. L., Dr. med.
Urologische Klinik
Medizinische Hochschule Hannover
Konstanty-Gutschow-Str. 8
3000 Hannover 61

Kulvelis, F., Dr. med.
Anatomisches Institut
Universität Freiburg
Albertstr. 17
7800 Freiburg

Löbelenz, M., Dr. med.
Oberarzt der Urologischen Klinik
Klinikum Mannheim der Universität Heidelberg
Theodor-Kutzer-Ufer 1
6800 Mannheim 1

Müller, S. C., Priv. Doz. Dr. med.
Oberarzt der Urologischen Klinik der Universität
Langenbeckstr. 1
6500 Mainz

Potempa, D., Dr. med.
Klinikum Mannheim der Universität Heidelberg
Theodor-Kutzer-Ufer 1
6800 Mannheim 1

Rudnick, J., Dr. med.
Urologische Universitätsklinik Gießen
Klinikstr. 29
6300 Gießen

Scherb, W., Dr. med.
Oberarzt der Abteilung Neurologie und Psychiatrie
Bundeswehrkrankenhaus Ulm
Oberer Eselsberg 40
7900 Ulm

Seidl, E., Dr. med.
Oberärztin der Urologischen Klinik
Medizinische Hochschule
Konstanty-Gutschow-Str. 8
3000 Hannover 61

Sommerkamp, H., Prof. Dr. med.
Ärztlicher Direktor der Urologischen Abteilung
Universitätsklinikum
Hugstetter Str. 55
7800 Freiburg

Sparwasser, C., Dr. med.
Oberarzt der Abteilung Urologie
Bundeswehrkrankenhaus Ulm
Oberer Eselsberg 40
7900 Ulm

Stackl, W., Dr. med.
Oberarzt der Urologischen Abteilung
Krankenanstalt Rudolfstiftung
Juchgasse 25
A-1030 Wien

Staubesand, J., Prof. Dr. med.
Direktor des Anatomischen Instituts
Universität Freiburg
Albertstr. 17
7800 Freiburg

Thon, W., Dr. med.
Oberarzt der Urologischen Klinik
Medizinische Hochschule
Konstanty-Gutschow-Str. 8
3000 Hannover 61

Weidner, W., Prof. Dr. med.
Leitender Oberarzt der Urologischen Universitätsklinik
Klinikstr. 29
6300 Gießen

MIX
Papier | Fördert gute Waldnutzung
FSC® C083411

Zeitfracht Medien GmbH
Ferdinand-Jühlke-Straße 7
99095 Erfurt, Deutschland
produktsicherheit@kolibri360.de